Rihem Mezrigui
Saoussen Chouchene
Nadia Yacoubi

A inteligência artificial ao serviço da hematologia

Rihem Mezrigui
Saoussen Chouchene
Nadia Yacoubi

A inteligência artificial ao serviço da hematologia

Do diagnóstico precoce ao tratamento personalizado

ScienciaScripts

Imprint

Any brand names and product names mentioned in this book are subject to trademark, brand or patent protection and are trademarks or registered trademarks of their respective holders. The use of brand names, product names, common names, trade names, product descriptions etc. even without a particular marking in this work is in no way to be construed to mean that such names may be regarded as unrestricted in respect of trademark and brand protection legislation and could thus be used by anyone.

Cover image: www.ingimage.com

This book is a translation from the original published under ISBN 978-620-6-72279-3.

Publisher:
Sciencia Scripts
is a trademark of
Dodo Books Indian Ocean Ltd. and OmniScriptum S.R.L publishing group

120 High Road, East Finchley, London, N2 9ED, United Kingdom
Str. Armeneasca 28/1, office 1, Chisinau MD-2012, Republic of Moldova, Europe
Printed at: see last page
ISBN: 978-620-8-12286-7

Índice

INTRODUÇÃO

No domínio médico, os avanços tecnológicos alargaram consideravelmente as capacidades dos sistemas automatizados, e a hematologia não é exceção a esta tendência. Desde o início do século XIX, o laboratório de hematologia tem beneficiado de uma série de avanços que melhoraram a precisão e a eficiência dos sistemas de diagnóstico automatizados.

A próxima etapa na evolução da hematologia será marcada pela integração da inteligência artificial (IA), que já está a começar a transformar os métodos tradicionais de análise do sangue e do tecido hematopoiético [1].

Estes avanços prometem uma precisão sem paralelo no diagnóstico, na tomada de decisões e na escolha de alternativas terapêuticas em hematologia clínica. [2].

No entanto, os conceitos básicos são muitas vezes desconhecidos dos clínicos e dos profissionais de saúde, e uma boa compreensão das técnicas de IA é crucial para racionalizar as suas utilizações e prometer uma medicina de precisão.

Esta tese tem como objetivo explorar, através de uma revisão aprofundada da literatura, as actuais aplicações da IA em hematologia, avaliar as oportunidades que oferece para melhorar os cuidados aos doentes e identificar os desafios associados à sua implementação.

Começamos por elucidar os fundamentos e as técnicas da IA, utilizando terminologia médica específica, e depois examinamos as suas aplicações no diagnóstico, prognóstico e tratamento de doenças hematológicas. Por fim, discutimos as perspectivas dos avanços tecnológicos para a medicina do futuro e destacamos os desafios e as limitações que os investigadores e os profissionais enfrentam na utilização destas tecnologias promissoras.

1. FUNDAMENTOS TEÓRICOS DA INTELIGÊNCIA ARTIFICIAL

Na medicina, a IA está a desempenhar um papel crucial na transformação da forma como os profissionais de saúde diagnosticam, tratam e previnem as doenças. Esta convergência entre a informática e a medicina abriu caminho a uma nova era de cuidados de saúde mais personalizados, eficientes e acessíveis. Neste capítulo, começamos com uma introdução aos conceitos básicos da inteligência artificial. Explicamos as diferentes abordagens e métodos que estão a surgir, utilizando exemplos concretos de aplicações no domínio da medicina.

1.1. Noções básicas sobre o funcionamento dos sistemas de inteligência artificial

A IA é um vasto domínio que engloba um conjunto de teorias, algoritmos e técnicas destinadas a criar sistemas capazes de emular os processos cognitivos humanos. Para o efeito, os computadores são utilizados para executar programas informáticos sofisticados que processam e analisam grandes quantidades de dados de uma forma semelhante à do cérebro humano. [2].

Os alicerces da IA assentam numa sinergia essencial entre algoritmos e dados maciços, normalmente designados por *"Big Data"* [3]. Estes dois elementos são interdependentes e constituem a pedra angular da ascensão meteórica da IA em vários domínios de aplicação.

1.1.1. Grandes *volumes de dados*

A digitalização de vários domínios da vida quotidiana, nomeadamente no domínio da medicina, gerou uma enorme quantidade de dados, tanto estruturados como não estruturados. Para explorar estes dados, é essencial a utilização de ferramentas de gestão sofisticadas e bem estruturadas.

Big Data" refere-se, portanto, a conjuntos de dados extremamente grandes e complexos que excedem a capacidade dos métodos tradicionais de gestão e análise de dados. **[4]**.

O processamento automático destes imensos volumes de dados, normalmente conhecido como *"datamining"*, revela correlações subtis entre eles. Ao explorar estes dados maciços, os algoritmos de IA podem identificar tendências, padrões e relações na informação médica, facilitando a tomada de decisões mais informadas por parte dos profissionais de saúde. **[5]**. Por exemplo, no diagnóstico médico, a análise automatizada de dados pode ajudar a identificar sinais de alerta precoce de doenças, permitindo um diagnóstico precoce e uma intervenção rápida.

A aplicação médica do apoio à decisão baseado na *"análise de dados"* também contribui para a otimização dos protocolos de tratamento. Ao analisar as respostas dos doentes a diferentes terapias, torna-se possível ajustar as abordagens de tratamento de forma personalizada, melhorando assim a eficácia dos cuidados. **[5]**.

1.1.2. Algoritmo

Um algoritmo é um conjunto organizado e definido com precisão de instruções e operações que permite aos sistemas aprender padrões a partir de dados recolhidos e tomar decisões inteligentes para realizar uma determinada tarefa. Baseia-se em dados de entrada para gerar um resultado específico num **período de** tempo **finito** [6]. Uma sequência computacional pode ser vista como um exemplo concreto de um algoritmo, em que uma série de operações é efectuada sequencialmente para alcançar um resultado desejado.

No domínio da medicina, o processo que conduz a um diagnóstico também se baseia num algoritmo subjacente. Os dados médicos do doente, como os sintomas, o historial médico e os resultados dos exames, são introduzidos. Esta informação é depois analisada de acordo com critérios e regras estabelecidos por médicos especialistas. O resultado final desta análise é um diagnóstico médico, que é o resultado deste algoritmo. **[5]**.

1.2. Abordagens fundamentais da inteligência artificial

A IA é definida como uma estrutura capaz de pensar e tomar decisões. Pode executar automaticamente acções ou tarefas através de um processo *designado por aprendizagem automática (AM). A aprendizagem profunda (AP)*, uma forma mais avançada de *AM*, imita a forma como o cérebro humano funciona, permitindo à IA analisar, compreender, aprender e realizar tarefas com base nas suas interpretações e escolhas **(Figura 1). [7]**.

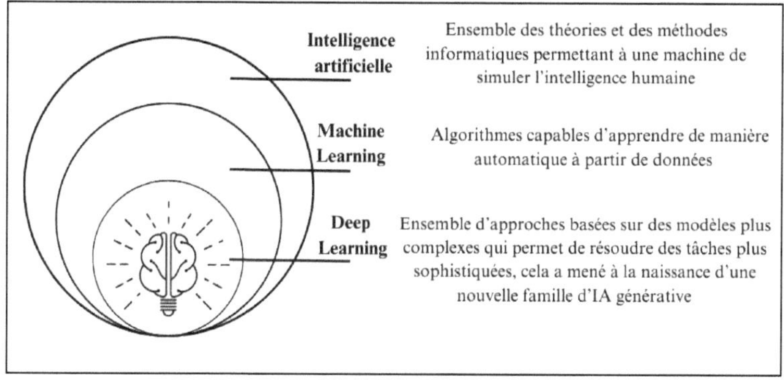

Figura 1 Diagrama geral da inteligência artificial. [7]

1.2.1. Aprendizagem automática ou *"Aprendizagem automática"*

1.2.1.1. Definição e utilizações

A aprendizagem automática, também conhecida por ML, é uma abordagem à análise de dados que automatiza o processo de criação de modelos analíticos. É o principal ramo da IA moderna, baseado na noção de que os sistemas podem adquirir conhecimentos a partir de dados, discernir padrões e tomar decisões com um mínimo de intervenção humana. Os algoritmos de aprendizagem automática podem ser utilizados numa série de domínios, como o reconhecimento de imagens e de voz, o processamento de linguagem natural e a tomada de decisões [8].

1.2.1.2. Diferenças em relação à programação tradicional

O ML e a programação tradicional representam duas abordagens distintas para a resolução de problemas computacionais. **A Tabela I** apresenta uma comparação pormenorizada das caraterísticas distintivas entre os algoritmos de ML e de programação tradicional, com base em Alassadi e *Ivanauskas* [9].

Mesa IDiferenças caraterísticas entre a programação tradicional e a *aprendizagem automática* [9]

Caraterísticas	Programação tradicional	*Aprendizagem automática*
Princípio	Seguir sequências explícitas de instruções lógicas codificadas por um programador	Aprender com os dados, identificar padrões
Regras estritas	Regras estritas a respeitar para um funcionamento preciso	Ajustar os parâmetros para otimizar o desempenho
Utilização	Problemas com regras que são bem compreendidas e estáveis ao longo do tempo	Problemas complexos, regras variáveis ou mal definidas
Aprendizagem	Sem técnicas de aprendizagem	Aprender com exemplos e dados
Adaptabilidade	Sem adaptabilidade	Adaptabilidade a situações complexas e em mudança
Flexibilidade	Menos flexível, programado para condições específicas	Mais flexível, capaz de gerir dados complexos
Complexidade	Muitas vezes mais simples de implementar	Talvez mais complexo, mas adequado para tarefas complexas

A programação tradicional é, por conseguinte, adequada para problemas com regras claras e estáveis, enquanto o ML se destaca na resolução de problemas complexos e adaptativos, aprendendo com os dados **(Figura 2) [9]**.

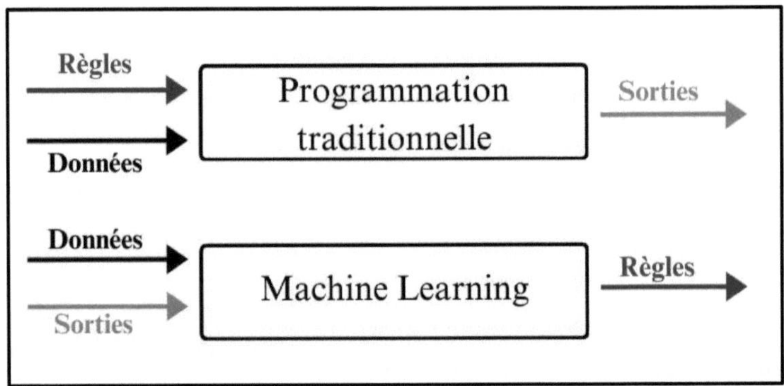

Figura 2 Diagrama que ilustra as diferenças entre a programação tradicional e a *aprendizagem automática*. [9]

1.2.2. Redes neurais artificiais ou *"aprendizagem profunda"*

O DL é uma subcategoria do ML que se centra na utilização de redes neurais artificiais profundas para aprender representações hierárquicas de dados. [8]. É um sistema de processamento informático fortemente inspirado no funcionamento do sistema nervoso biológico.

Uma rede neural artificial é composta essencialmente por um grande número de neurónios computacionais interligados, denominados perceptrões, que trabalham de forma distribuída para interpretar coletivamente os dados de entrada, a fim de otimizar o resultado final [10].

Cada neurónio artificial funciona como um processador básico, recebendo um conjunto variável de entradas dos neurónios a montante. Cada entrada é acompanhada por um peso (w) que exprime a força da ligação. Cada processador central produz uma única saída, que depois se ramifica para fornecer sinais a um número variável de neurónios a jusante. Cada ligação a estes neurónios é também definida por um peso específico [11]. Foi assim concebido para ser uma representação simplificada de um neurónio biológico, como mostra a **Figura 3.**

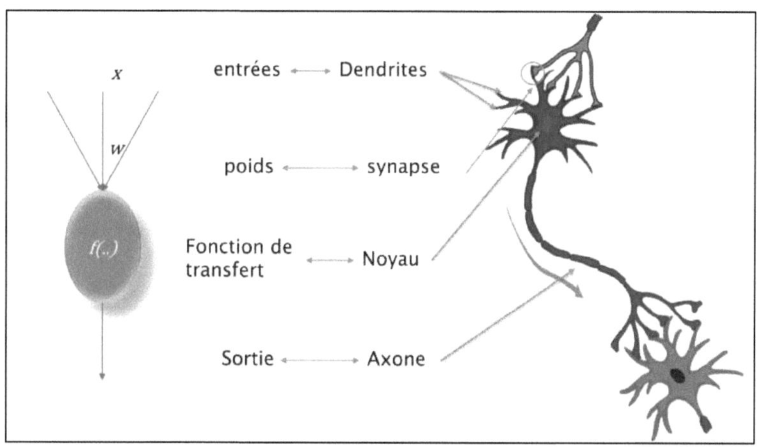

Figura 3 Analogia entre um neurónio biológico e um neurónio artificial neurónio artificial (perceptron) [12]

Os dendritos de um neurónio biológico recebem sinais electroquímicos de outros neurónios, enquanto que num perceptrão as entradas correspondem aos dendritos e são ponderadas por pesos. O núcleo de um neurónio biológico processa os sinais recebidos e gera um potencial de ação, enquanto que num neurónio artificial a soma ponderada das entradas, mais uma polarização, é sujeita a uma função de ativação e transferência para produzir a saída. O sinal eletroquímico propaga-se ao longo do axónio de um neurónio biológico e é transmitido a outros neurónios através de sinapses, tal como o output de um perceptron é transmitido a outros neurónios da rede. As sinapses, que são ligações entre axónios e dendritos num neurónio biológico, permitem a transmissão de sinais electroquímicos, enquanto num neurónio artificial, os pesos associados às entradas desempenham um papel semelhante, modulando a importância dos sinais de entrada **[11]**.

Um único perceptron não tem a capacidade de aproximar com precisão qualquer função contínua. De facto, o seu poder de modelização é limitado. No entanto, é possível combinar vários perceptrons para formar uma rede neural. Este processo conduz à criação de modelos mais poderosos, conhecidos como *"perceptrão multicamadas"* (MLP). Um MLP é constituído por uma camada de entrada, uma camada de saída e um número variável de camadas intermédias denominadas *"camadas ocultas"*. Cada unidade é designada por um neurónio e está ligada a todos os neurónios da camada seguinte **(Figura 4). [13]**.

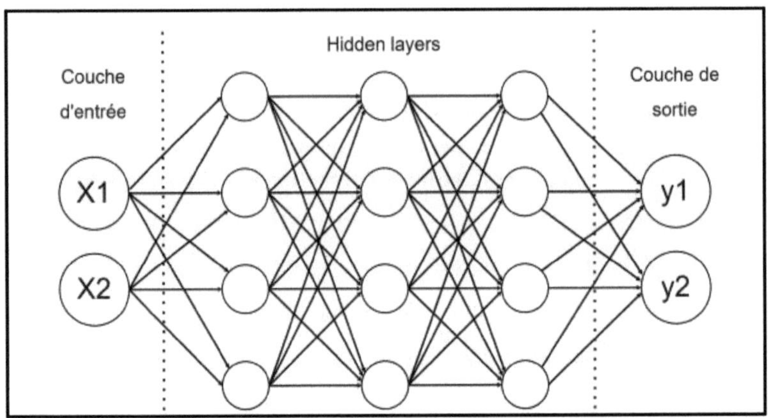

Figura 4 Diagrama esquemático de um *perceptron multicamadas*. [13]

1.2.2.1. Rede neural convolucional

Uma rede neural convolucional (*"Convolutional Neural Network"* ou CNN) pode ser conceptualizada como uma variante de uma rede neural artificial tradicional, mas distingue-se por uma organização específica das suas camadas neurais em várias dimensões. Ao contrário de uma rede neuronal convencional, em que cada neurónio está ligado a um neurónio da camada anterior, numa CNN os neurónios de uma determinada camada estão esporadicamente interligados a um subconjunto restrito de neurónios da camada anterior. Esta estrutura particular permite que a CNN incorpore informação selectiva na sua arquitetura, tornando-a eficaz para o processamento de dados complexos, como imagens ou sinais temporais [14]. À medida que são adicionadas camadas a uma CNN, a sua complexidade aumenta, permitindo-lhe discernir mais caraterísticas ou áreas numa **imagem** [15].

Começando com caraterísticas básicas, desenvolve a capacidade de perceber atributos mais complexos, tais como a forma do objeto e elementos maiores, até ser capaz de reconhecer a imagem como um todo. [16]. As CNNs, que são conhecidas pelo seu bom desempenho em tarefas de reconhecimento de imagens, têm sido extensivamente investigadas para a sua aplicação no domínio médico, incluindo a classificação de células, a automatização da cariotipagem e a interpretação radiológica, utilizando um conjunto de dados de imagens [17].

1.2.2.2. Rede neural recorrente

As redes neuronais recorrentes (*"Recurrent Neural Networks"* ou RNN) são redes neuronais convencionais com ligações recorrentes incorporadas. Estas ligações adicionais estabelecem ligações entre as camadas ocultas da rede. Incluem parâmetros (pesos) [11]. Ao contrário das redes de propagação direta, as RNN têm uma estrutura que permite o fluxo de informação em ambas as direcções, como ilustrado na **Figura 5**, o que as aproxima das redes biológicas. [11].

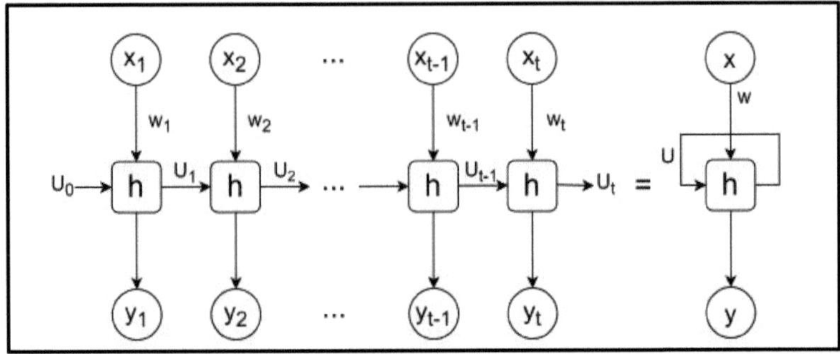

Figura 5Esquema de previsão para uma rede neural recorrente t [18]

Esta capacidade bidirecional permite que os sinais analisados sejam influenciados por sinais recebidos anteriormente, criando um funcionamento semelhante ao de uma memória de curto prazo do sistema. Estas redes, especialmente desde que foram melhoradas pelas arquitecturas *"Long Short Term Memory"* (LSTM) de células com memórias internas, estão a revelar-se particularmente adequadas para a análise de texto, som e vídeo, em que a dimensão temporal desempenha um papel crucial. **[19]**.

1.2.2.3. Células com memória interna

As RNNs, concebidas para processar dados sequenciais, como sequências de palavras numa frase ou eventos pontuais numa série temporal, têm uma limitação: só podem olhar para trás no tempo em cerca de dez intervalos de tempo. Isto significa que têm dificuldade em captar dados a longo prazo **[19]**. Esta limitação deve-se a um problema denominado *"gradiente de fuga"* ou *"gradiente explosivo"*. Basicamente, durante o treino, os gradientes (que indicam a forma de ajustar os pesos da rede) tornam-se muito pequenos (*"vanishing"*) ou muito grandes (*"explosive"*), o que torna a aprendizagem instável e difícil. **[19]**.

Para resolver este problema, foram desenvolvidos os LSTM. São capazes de armazenar e utilizar informações durante longas sequências de tempo, o que os torna muito mais eficazes para tarefas que exigem uma compreensão dos dados a longo prazo. Além disso, baseiam-se em mecanismos que são biologicamente plausíveis. À semelhança dos RNN simples, os LSTM também têm uma estrutura fixa, implantada ao longo do tempo, mas a própria unidade repetida tem uma estrutura diferente. Cada unidade de um LSTM compreende vários tipos diferentes de módulos que interagem para conferir memória ao modelo **[19]**. A estrutura de um LSTM pode ser representada na **Figura 6**.

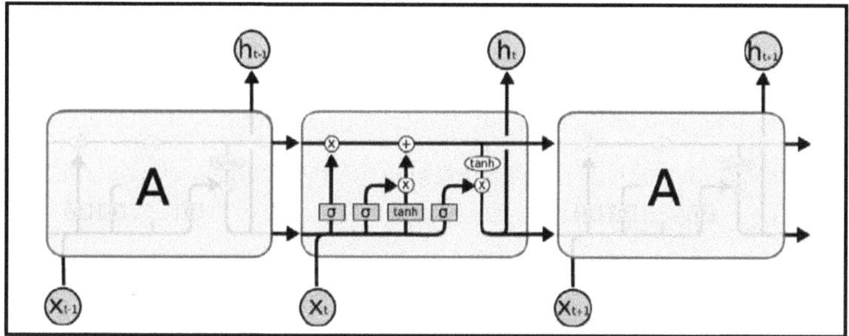

**Figura 6Estrutura de uma unidade *de Memória de Curto Prazo Longa*
[20]**

Dependendo da complexidade da rede construída (ou seja, do número de camadas e de neurónios), as LSTM podem aprender ao longo de sequências de tempo muito mais longas do que as RNN tradicionais. Este facto torna-as muito poderosas para tarefas como a tradução automática, o reconhecimento de voz e muitas outras aplicações relacionadas com o processamento de sequências. **[19]**.

1.2.2.4. *"Transformer*: uma rede neural adaptada

Para explorar a informação, os seres humanos utilizam geralmente o seu "mecanismo de atenção" para filtrar a informação irrelevante, concentrando-se nas partes significativas dos dados encontrados na vida quotidiana. Inspirado por esta observação **[21]**os investigadores conceberam mecanismos de atenção para a aprendizagem profunda que filtram dados homogéneos enquanto prestam atenção aos elementos mais importantes. **[22]**.

Foi assim que foi criado o *"Transformer"*. Este modelo DL inovador foi concebido para tratar sequências, ou seja, conjuntos de elementos (como palavras numa frase) que estão ordenados. Toma uma sequência como entrada e gera probabilidades previstas como saída. Isto permite que o *"Transformer"* capte as dependências a longo prazo nos dados sem ter de depender da arquitetura recorrente **[23]**.

É composta principalmente pelo mecanismo de atenção e tem uma estrutura de codificador, descodificador ou codificador-descodificador. A escolha da arquitetura é determinada pela natureza da tarefa a realizar, que detalharemos nas secções seguintes.

O codificador gera uma representação vetorial (*"incorporação"*) de uma sequência de entrada. O descodificador produz uma sequência a partir desta *incorporação*.

O descodificador *de* um *Transformer* é constituído por camadas sucessivamente empilhadas, cada uma das quais toma como entrada a saída do último codificador. Em cada etapa do descodificador, este sistema permite explorar se a informação crucial está presente no passado, ou seja, no codificador. Em termos de analogia, ao traduzir uma frase, isto seria equivalente a revisitar a frase a traduzir em cada palavra/etapa.

Recentemente, *os "Transformers"* também polinizaram o domínio da análise de imagens médicas, onde são utilizados para diagnosticar doenças **[22]**.

1.3.Técnicas e tipos de tarefas realizadas pela inteligência artificial

Os algoritmos de ML são ferramentas capazes de resolver diferentes tipos de problemas de previsão. Para fazer essas previsões, o modelo utiliza dados, também conhecidos como instâncias ou observações, e a estatística fornece um quadro metodológico para modelar esses dados. No caso de uma tabela de dados, cada linha representa uma dessas observações. O modelo utiliza então estas observações para efetuar uma previsão **[18]**.

Os parâmetros de um modelo determinam a forma como este faz previsões a partir de uma dada observação, definindo assim o seu comportamento **[18]**.

O ML inclui três abordagens principais: supervisionada, não supervisionada e de reforço. A aprendizagem supervisionada utiliza dados rotulados para treinar modelos de previsão, enquanto a aprendizagem não supervisionada explora estruturas em dados não rotulados. A aprendizagem por reforço introduz a interação, com o agente a ajustar as suas acções para maximizar as recompensas. Combinadas, estas abordagens permitem à inteligência artificial resolver uma vasta gama de problemas, ilustrando a versatilidade deste domínio **(Figura 7) [2]**.

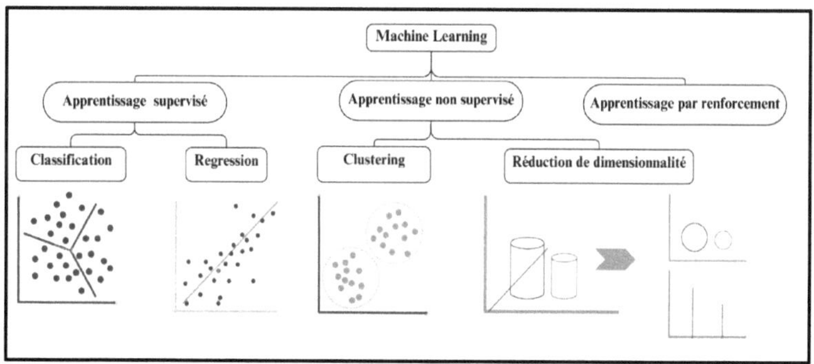

Figura 7Diagrama geral das técnicas de *"aprendizagem automática"* [2]

1.3.1. Aprendizagem supervisionada

Em AM, a aprendizagem supervisionada envolve um processo automatizado efectuado através de um algoritmo de aprendizagem. Este algoritmo utiliza um conjunto de dados de treino, cujos valores-alvo (os valores a prever) são conhecidos antecipadamente. Durante a fase de treino, o perceptron gera uma saída e compara-a com um valor de saída derivado fornecido pelos dados de treino. As previsões do modelo são comparadas com estes valores-alvo, a fim de afinar os seus parâmetros. Esta comparação é efectuada através de uma função que avalia o grau de erro do modelo. Em caso de erro de classificação, o perceptron ajusta os pesos em conformidade [24].

Um perceptron, ou perceptron *de "camada única"*, pode ser treinado unicamente para efetuar tarefas de regressão ou de classificação. Para cada uma destas tarefas, é necessária uma fase de formação específica. Durante esta fase de treino, um modelo é ajustado utilizando um conjunto de dados para os quais são conhecidas as entradas e as respostas esperadas. Isto significa que o modelo é exposto a um grande número de exemplos onde pode aprender a fazer previsões exactas [18,24].

O modelo analisa os dados de treino e utiliza um algoritmo de aprendizagem para ajustar os seus parâmetros internos de forma a minimizar o erro entre as previsões que gera e as respostas reais fornecidas nos dados de treino.

1.3.1.1. Classificação

O objetivo da classificação é atribuir rótulos ou categorias aos dados de entrada de acordo com determinados critérios predefinidos. Estes dados podem ser de diferentes tipos, como informações ou imagens de doentes. Este processo é muitas vezes referido como *"reconhecimento de padrões"* e é geralmente efectuado através de um processo de aprendizagem supervisionado. [25].

No contexto médico, isto pode significar, por exemplo, a classificação de doentes de acordo com os seus sintomas ou o diagnóstico de uma doença com base nos resultados de testes. No domínio das imagens, pode significar a identificação de objectos ou caraterísticas específicas numa imagem **[25]**.

A aprendizagem supervisionada envolve a utilização de dados de treino em que as etiquetas de classificação já são conhecidas. O modelo aprende então a associar as caraterísticas dos dados às etiquetas correspondentes, permitindo-lhe classificar novos dados.

O objetivo da classificação é determinar automaticamente se uma entrada é positiva ou negativa de acordo com um critério predefinido. Para avaliar o desempenho de uma Rede Neuronal Artificial (RNA) nesta tarefa, é frequentemente utilizada a chamada "matriz de confusão". **[26]**apresentada no **quadro II**.

Tabela IIExemplo de uma matriz de confusão para um modelo de diagnóstico preditivo [26]

		REALIDADE Se o doente tem ou não	
		É atingido	Não alcançado
PREDICÇÃO **O que o modelo** **prevê**	É atingido	Número de verdadeiros positivos	Número de falsos positivos
	Não alcançado	Número de falsos negativos	Número de verdadeiros negativos

Esta matriz quantifica quatro critérios importantes, definidos da seguinte forma:

- Verdadeiro positivo (TP): Uma amostra positiva que foi corretamente classificada como positiva.
- Falso positivo (FP): Trata-se de uma amostra negativa que foi incorretamente classificada como positiva.
- Verdadeiro negativo (TN): Trata-se de uma amostra negativa que foi corretamente classificada como negativa.
- Falso negativo (FN): Trata-se de uma amostra positiva que foi incorretamente classificada como negativa.

Estes quatro critérios permitem avaliar o desempenho de um modelo de classificação, identificando os casos em que classificou correta ou incorretamente os dados de entrada como positivos ou negativos. Isto dá uma indicação clara da precisão e da fiabilidade do modelo na sua tarefa de classificação **[27]**. As medidas utilizadas para avaliar o desempenho de um modelo são muito semelhantes às utilizadas para avaliar o desempenho de um teste de diagnóstico em medicina. **O quadro III** apresenta em pormenor cada medida e a fórmula de cálculo correspondente.

Tabela IIIIndicadores de desempenho de um modelo de previsão: definição e fórmulas de cálculo [28,29]

Noção	Definição	Fórmula de cálculo
Precisão	Proporção de instâncias previstas como positivas que são efetivamente positivas	$$Précision = \frac{VP}{VP + FP}$$
Sensibilidade	Proporção de instâncias reais positivas que foram corretamente previstas	$$Sensibilité = \frac{VP}{VP + FN}$$
Pontuação F1	Valor que combina a precisão e a sensibilidade. É particularmente útil quando o equilíbrio entre estas duas medidas é importante.	$$F1score = \frac{2 \times Précision \times Sensibilité}{Précision + Sensibilité}$$
Específico	Proporção de instâncias negativas reais que foram corretamente previstas	$$Spécificité = \frac{VN}{VN + FP}$$
Exatidão	Proporção de instâncias corretamente previstas entre todas as instâncias	$$Exactitude = \frac{VP + VN}{VP + VN + FP + FN}$$

1.3.1.2. Regressão

A regressão em ML é uma técnica estatística que tem como objetivo modelar e prever uma variável numérica em função de outras variáveis (denominadas variáveis explicativas ou preditoras). Ao contrário da classificação, em que o objetivo é categorizar os dados, a regressão procura estimar uma quantidade contínua [30].

Um exemplo concreto de regressão seria prever a pontuação da doença em função de várias caraterísticas, tais como valores biológicos, idade, etc. O modelo de regressão aprende a estabelecer uma relação matemática entre estas caraterísticas e a pontuação da doença, tornando possível fazer previsões exactas para novos **casos. [27]**.

Os algoritmos de regressão são amplamente utilizados em domínios como a economia, as finanças, a medicina e outras ciências em que é essencial fazer previsões quantitativas com base em dados. Os métodos de regressão podem variar em complexidade, desde modelos simples como a regressão linear, que pressupõe uma relação linear entre variáveis, até modelos mais sofisticados como as redes neuronais ou as *florestas aleatórias*, que podem captar relações complexas e não lineares entre os dados de entrada e a variável a prever. A escolha do método depende da natureza dos dados e da complexidade do problema **[31]**.

Na regressão linear, a relação entre uma variável dependente Y e uma ou mais variáveis independentes X é modelada como uma linha reta. A forma geral da equação de regressão linear simples é **[31]**:

$$Y = \beta 0 + \beta 1 X + \varepsilon$$

- Y é a variável dependente,
- X é a variável independente,
- $\beta 0$ é a interceção,
- $\beta 1$ é o declive da reta (coeficiente),
- ε é o termo de erro.

O método dos mínimos quadrados é frequentemente utilizado para estimar os coeficientes $\beta 0$ e $\beta 1$. As fórmulas para estes coeficientes no caso da regressão linear simples são as seguintes. **[31]**:

$$\beta 1 = \frac{\sum_{i=1}^{n}(Xi - \bar{X})(Yi - \bar{Y})}{\sum_{i=1}^{n}(Xi - \bar{X})^2}$$

$$\beta0 = \bar{Y} - \beta1\bar{X}$$

Onde:

- n é o número de observações,
- Xi e Yi são os valores individuais de X e Y,
- $\bar{X}$ e $\bar{Y}$ são as médias de X e Y, respetivamente.

Uma vez estimados os coeficientes, a equação de regressão pode ser utilizada para prever a variável dependente Y para novos valores de X utilizando a reta de regressão, modelada na **Figura 8 [32]**.

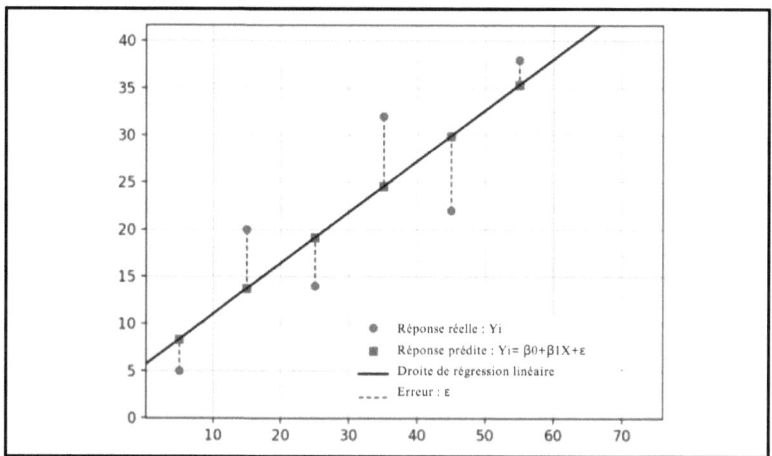

Figura 8Modelação de uma regressão linear simples [33]

No caso da regressão múltipla, em que existem várias variáveis independentes, a equação passa a ser **[31]** :

$$Y = \beta0 + \beta1X1 + \beta2X2 + \cdots + \beta kXk + \varepsilon$$

As fórmulas para os coeficientes 0, 1, ..., $\beta0$, $\beta1$, ...,βk no caso da regressão múltipla podem ser obtidas utilizando técnicas semelhantes, muitas vezes utilizando a matriz dos mínimos quadrados **[30]**.

A avaliação da adequação do modelo envolve a utilização de medidas como o coeficiente de determinação R^2 que quantifica a proporção da variância da variável dependente explicada pelo modelo.

É importante notar que estas fórmulas são específicas da regressão linear, e outros tipos de regressão (não linear, logística, etc.) terão fórmulas diferentes consoante a natureza do modelo [30].

De um modo geral, os algoritmos de aprendizagem supervisionada são notavelmente exactos, mas também têm algumas desvantagens:

- A rotulagem dos dados de formação é um processo dispendioso e moroso.
- A sobreaprendizagem requer uma vasta base de dados com uma diversidade considerável para melhorar o desempenho
- A fase de formação requer uma quantidade significativa de tempo de computação, o que pode constituir um desafio em termos de execução.

1.3.2. Aprendizagem não supervisionada

Os algoritmos de aprendizagem não supervisionada têm a vantagem de serem treinados com dados não rotulados, ao contrário dos seus homólogos supervisionados. É de notar que a maioria dos dados recolhidos em inteligência artificial pertence a esta categoria. [8].

No contexto da aprendizagem não supervisionada, estes modelos são desenvolvidos para descobrir intrinsecamente estruturas, relações ou padrões nos dados, sem depender da existência de rótulos prévios. Esta abordagem oferece uma flexibilidade considerável, eliminando a necessidade de anotações exaustivas para cada instância de treino. Além disso, no domínio da inteligência artificial, a maioria dos dados reais não é categorizada a priori, o que torna a utilização de métodos de aprendizagem não supervisionada particularmente relevante [8].

A agregação e a redução da dimensionalidade representam dois paradigmas fundamentais na aprendizagem não supervisionada, contribuindo cada um deles de forma distinta para a análise de dados complexos.

1.3.2.1. *"Agrupamento*

O objetivo do *agrupamento* como método é dividir um conjunto de dados em grupos homogéneos, conhecidos como clusters, como mostra **a Figura 9**. A ideia subjacente é organizar os dados de forma a que os elementos de um único agrupamento sejam mais semelhantes entre si do que aos elementos de outros agrupamentos. **[8]**.

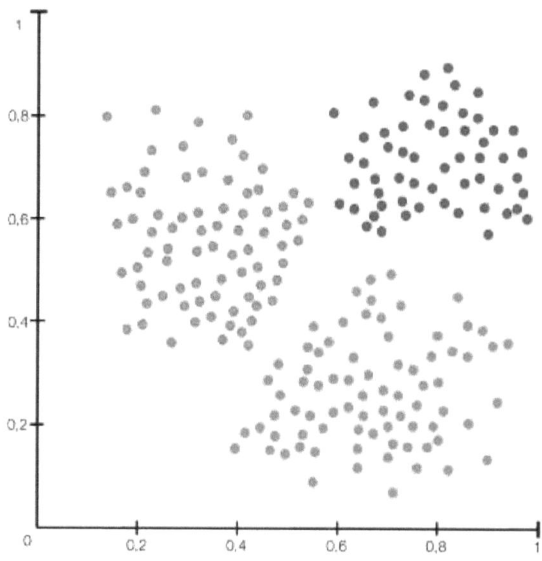

Figura 9 Exemplo de resultados *de agrupamento* [34]

O agrupamento é fundamental para muitas investigações bioinformáticas baseadas em dados e é um método computacional poderoso. Em particular, ajuda a analisar dados não estruturados e de elevada dimensão sob a forma de sequências, expressões, texto e imagens. Este método é utilizado com o objetivo de obter dados sobre processos biológicos à escala genómica [35].

Por exemplo, o agrupamento das expressões genéticas oferece pistas que revelam a estrutura natural inerente aos dados, promovendo assim a compreensão das funções dos genes, dos processos celulares, dos subtipos de células e permitindo uma melhor apreensão da regulação dos genes [35].

O algoritmo *de agrupamento* fundamental, *K-means,* atribui cada componente de um conjunto de dados a um único agrupamento de cada vez. Os dados são atribuídos ao agrupamento cujo centróide está mais próximo; cada ponto é atribuído de forma binária a um agrupamento específico. [35].

Em contrapartida, a abordagem *de agrupamento* difuso (*"Fuzzy c-means"* ou FCM) permite que um pixel pertença a vários grupos com um valor de função de comunidade difusa no intervalo de 0 a 1. É utilizada para particionar imagens a cores e em escala de cinzentos, com a flexibilidade de definir previamente o número de agrupamentos. Este método ajusta o seu objetivo conforme necessário, tornando o FCM adaptável a diferentes tipos de imagens [36].

Uma melhoria do FCM, designada *"Kernelized fuzzy C-means"* (KFCM), substitui a distância euclidiana por uma separação induzida por um kernel, proporcionando uma melhor resistência ao ruído na compensação de heterogeneidades de intensidade em imagens de ressonância magnética (MRI) [36].

Os algoritmos *de agrupamento*, embora eficazes para conjuntos de dados de dimensão média e baixa, têm problemas de precisão e eficiência com conjuntos de dados de dimensão elevada. A elevada complexidade computacional pode ser atenuada utilizando a aprendizagem de representações em conjunto com a *agregação*. A utilização de métodos de redução da dimensionalidade não linear e espetral também é defendida para obter melhores resultados *de agrupamento* sem perder informações essenciais. **[36]**.

1.3.2.2. Redução da dimensionalidade

O objetivo da redução da dimensionalidade é reduzir o número de caraterísticas ou variáveis num conjunto de dados, preservando ao mesmo tempo o máximo possível da informação crucial. Esta abordagem torna-se essencial quando os dados originais se caracterizam por uma complexidade intrínseca e um grande número de dimensões **[25]**.

Podem ser utilizadas várias técnicas de redução da dimensionalidade:

- Análise de componentes principais (PCA): Procura identificar os eixos principais, mostrados na **Figura 10**, ao longo dos quais os dados variam mais. Ao projetar os dados nestes eixos, podemos representar todo o conjunto de dados com um número reduzido de dimensões, preservando ao mesmo tempo uma grande proporção da variância. **[37]**.

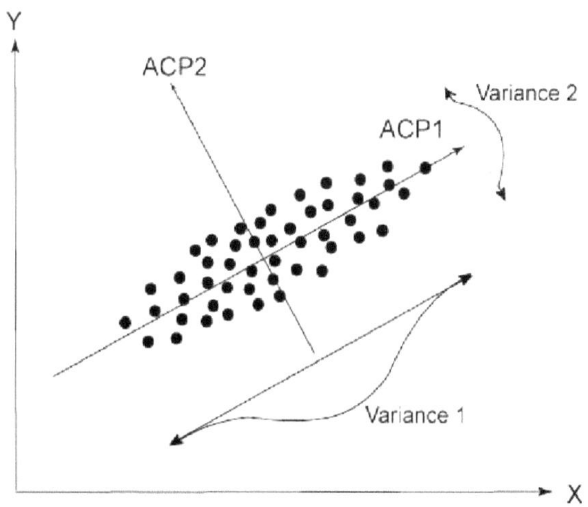

Figura 10 Redução da variância ao longo dos eixos principais [38]

- *"t-Distributed Stochastic Neighbor Embedding"* (T-SNE): é um método de redução da dimensionalidade utilizado principalmente para visualização. Procura preservar as relações de semelhança entre pontos, facilitando assim a representação gráfica dos dados num espaço de dimensão reduzida. **[37]**.

- Auto-encodificadores: são redes neuronais que aprendem a representar os dados de forma comprimida. Consistem numa fase de codificação em que a informação é reduzida, seguida de uma fase de descodificação para reconstruir os dados iniciais. Isto facilita a análise e a visualização e ajuda a aliviar os problemas associados à "maldição da dimensionalidade". **[8]**.

1.3.3. Aprendizagem por reforço

A aprendizagem por reforço (*"Reinforcement Learning"*, RL) é um ramo da aprendizagem de máquinas que diz respeito à aprendizagem de acções sequenciais num ambiente, a fim de maximizar uma noção de recompensa cumulativa. **[2]**. Ao contrário da aprendizagem supervisionada, em que o modelo é treinado com base em dados rotulados, e da aprendizagem não supervisionada, que explora as estruturas intrínsecas dos dados, a aprendizagem por reforço baseia-se na ideia de interação dinâmica com um ambiente para aprender a tomar decisões óptimas. **[8]**.

Este tipo de aprendizagem baseia-se em elementos-chave (**Figura 11**) **[39]**:

- Agente: A entidade que toma decisões num ambiente. Pode ser um algoritmo, uma IA ou mesmo um ser humano em determinadas aplicações.

- Ambiente: O contexto em que o agente evolui. Pode ser virtual (como nos jogos de vídeo) ou real (como na robótica).

- Estado: O estado atual do ambiente, que influencia as possíveis acções do agente.
- Ação: A decisão tomada pelo agente num determinado momento. As acções podem ter consequências para o ambiente.
- Recompensa: Um sinal numérico que avalia a qualidade da ação realizada pelo agente. O objetivo do agente é maximizar a recompensa acumulada ao longo do tempo.
- Política: A estratégia ou plano que o agente segue para escolher as suas acções com base no estado atual do ambiente.

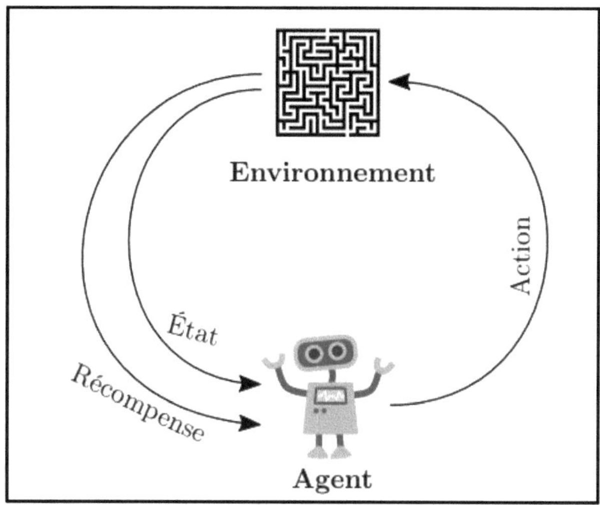

Figura 11Ilustração do quadro geral da aprendizagem por reforço [39]

O processo de aprendizagem por reforço ocorre através de ciclos de interação entre o agente e o ambiente, como mostra a **Figura 12**. O agente executa uma ação com base na sua política, observa o estado resultante e a recompensa associada e, em seguida, ajusta a sua política para maximizar as recompensas futuras. Este processo iterativo permite que o agente aprenda a tomar decisões mais eficientes ao longo do tempo, explorando diferentes acções e ajustando a sua política com base nos resultados. **[40]**.

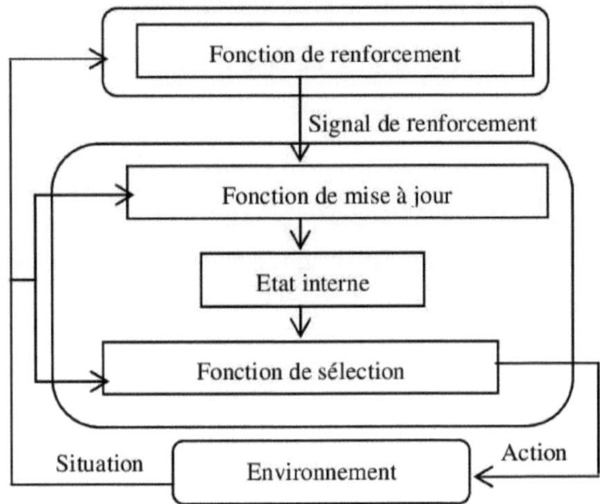

Figura 12 Processo de aprendizagem por reforço [41]

A aprendizagem por reforço tem demonstrado a sua eficácia na geração de texto em grande escala, nomeadamente com modelos como o *"Generative pre-trained transformer"* (GPT) **[42]**. No entanto, a sua aplicação pode ser fastidiosa devido à complexidade computacional e a problemas de estabilidade. Em contextos em que são necessárias restrições rigorosas, a abordagem RL pode não ser a mais adequada. **[40]**.

1.4.Principais domínios da inteligência artificial

As caraterísticas específicas de um domínio estão intimamente ligadas ao formato dos dados de entrada e de saída. Cada domínio tem os seus próprios requisitos em termos dos tipos de dados que trata. Por exemplo, na ciência dos dados, os dados estruturados, numéricos ou categóricos, provêm de uma variedade de fontes, como ficheiros Excel ou bases de dados, alimentando a análise estatística, a modelização preditiva e a tomada de decisões baseada em dados. No *Processamento de Linguagem Natural* (PNL), predominam os dados textuais, que conduzem a tarefas como a compreensão da linguagem, a tradução automática e a análise de sentimentos. Por outro lado, na visão computacional, os dados visuais sob a forma de imagens são essenciais para tarefas como o reconhecimento facial, a segmentação de imagens e a deteção de objectos. **[8]**.

1.4.1. Ciência dos dados

A ciência dos dados centra-se na aquisição, armazenamento, processamento e análise de grandes quantidades de dados. No contexto da IA, a Ciência dos Dados desempenha um papel crucial na preparação dos dados para os modelos de ML. Isto inclui a extração de dados, a deteção de padrões e a criação de modelos de previsão. Os modelos de IA podem ser utilizados para prever acontecimentos futuros com base em tendências históricas. Isto é particularmente útil na previsão da procura, no planeamento de recursos e na tomada de decisões estratégicas. A regressão, a classificação e *o agrupamento* são frequentemente utilizados na ciência dos dados para obter informações úteis a partir dos dados **[43]**.

1.4.2. Processamento automático de linguagem natural

A PNL diz respeito à capacidade das máquinas para compreender, interpretar e gerar linguagem humana de forma natural. As aplicações da PNL incluem a compreensão da linguagem, a tradução automática, a geração de texto, o resumo automático e a análise de sentimentos. Os recentes avanços no domínio da PNL, nomeadamente com a utilização de modelos linguísticos pré-treinados, como os *"Transformers"*, melhoraram consideravelmente a capacidade das máquinas para compreender e gerar linguagem natural complexa. A IA pode ser utilizada para compreender e processar a linguagem humana, permitindo a análise de grandes quantidades de dados textuais, como comentários de clientes, documentos médicos ou mensagens em redes sociais [42].

1.4.3. Visão por computador

O objetivo da visão computacional é permitir que as máquinas compreendam e interpretem informações visuais de imagens ou vídeos. Isto inclui a deteção de objectos, o reconhecimento facial, a segmentação de imagens, a classificação de imagens e muitas outras aplicações. [25].

As técnicas de aprendizagem automática, nomeadamente a DL, melhoraram significativamente o desempenho dos sistemas de visão por computador. Estes modelos podem aprender a representar automaticamente caraterísticas relevantes a partir de dados visuais. Os algoritmos de visão computacional utilizam técnicas como as CNN para extrair caraterísticas significativas das imagens, permitindo às máquinas tomar decisões com base em informações visuais [25].

Estes domínios interagem frequentemente entre si, formando sistemas de IA completos. Por exemplo, na ciência dos dados, os modelos de aprendizagem automática podem ser aplicados a conjuntos de dados textuais (PNL) ou visuais (visão computacional) para extrair informações mais ricas e complexas. A integração destes domínios ajuda a criar sistemas de IA mais sofisticados e versáteis. [8].

2. AVANÇOS DA INTELIGÊNCIA ARTIFICIAL EM HEMATOLOGIA

A IA baseia-se essencialmente na aquisição e utilização de dados. No caso da aprendizagem supervisionada, estes dados são anotados por especialistas no domínio em causa, como os biólogos. Isto ajuda a orientar o modelo no seu processo de aprendizagem, fornecendo-lhe exemplos rotulados. No entanto, para outras aplicações, como o *agrupamento*, que se insere na categoria de aprendizagem não supervisionada, os dados podem não ter rótulos (**Figura 13**). Este tipo de aprendizagem desenrola-se geralmente em duas fases distintas: em primeiro lugar, a aprendizagem dos dados, em que o modelo aprende a identificar estruturas ou padrões nos dados sem a ajuda de rótulos, e, em seguida, a fase de inferência, em que o modelo está pronto a ser utilizado para efetuar tarefas específicas em novos dados. Esta abordagem permite a exploração e descoberta autónomas da informação contida em dados não rotulados, oferecendo assim uma grande flexibilidade na análise e interpretação dos resultados [44].

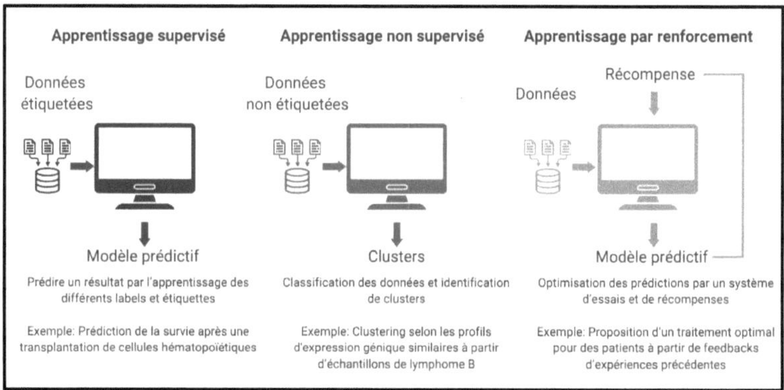

Figura 13 Os três tipos de modelos *de aprendizagem automática* e exemplos de previsão no domínio da medicina [44]

Antes de iniciar uma análise das aplicações inovadoras em hematologia laboratorial, convém salientar que a automatização atualmente considerada como um dado adquirido se baseia na utilização prévia de sistemas de IA integrados na prática clínica. Estes sistemas começaram a ser integrados ao serem implementados em laboratórios de análises clínicas para efetuar diagnósticos biológicos e facilitar a sua interpretação. As primeiras aplicações da IA neste domínio foram a deteção de células por análise de imagem e a contagem automática de células por autómatos de hematologia. Posteriormente, a IA desempenhou um papel importante na previsão de hemopatias e na orientação terapêutica em hematologia clínica.

2.1. Análise de imagens médicas: diagnóstico assistido por inteligência artificial

A análise das células sanguíneas é o ponto de partida para o diagnóstico de 80% das doenças hematológicas. [45]. A análise morfológica quantitativa pode, por conseguinte, ajudar os citologistas na avaliação de amostras de sangue e de medula óssea e permitir tirar conclusões sobre o estado do doente. No entanto, estes procedimentos são complexos e demorados, envolvendo um especialista que examina a amostra através de um microscópio, expondo o processo a potenciais erros humanos. Nos últimos anos, foram lançadas várias iniciativas para automatizar estes procedimentos utilizando técnicas de processamento de imagem e de aprendizagem automática, tornando o processo mais rápido e mais económico e reduzindo significativamente a carga de trabalho nos laboratórios [17]. As CNN, que são conhecidas por fornecerem excelentes resultados em tarefas de reconhecimento de imagens, têm sido objeto de muita investigação sobre a sua aplicação na citologia hematológica.

A integração da inteligência artificial na análise de imagens médicas para fins de diagnóstico envolve principalmente a deteção, a quantificação e a avaliação morfológica das células. Inclui, em particular, a utilização da citometria de fluxo e da análise de dados multiómicos para a identificação e classificação precisas das populações celulares e dos seus perfis imunofenotípicos, facilitando assim o reconhecimento fiável dos perfis biológicos. **[44]**.

2.1.1. Deteção, contagem e avaliação da morfologia celular

Utilizando técnicas de imagiologia e de processamento de imagem, a IA pode isolar células numa amostra, identificá-las com base na sua morfologia e fornecer uma contagem precisa. Os modelos podem ser treinados em grandes conjuntos de dados para reconhecer diferentes tipos de células, adaptando-se à variabilidade morfológica presente nas amostras biológicas **[46]**.

2.1.1.1. Passos

O reconhecimento por IA das células sanguíneas envolve uma série de etapas complexas para classificar, contar e estudar a morfologia dos elementos figurativos do sangue.

❖ **Segmentação e pré-processamento de imagens**

O primeiro passo é segmentar a imagem para isolar as células sanguíneas do resto da imagem, dividindo-a em diferentes partes não sobrepostas. Estas partes são designadas por *"Região de interesse"* (ROI). Enquanto o sistema visual humano segmenta naturalmente as imagens sem qualquer esforço especial, a segmentação automática é uma das tarefas mais complexas no processamento de imagens e na visão por computador **[47]**.

No caso das células do sangue periférico, a segmentação tem como objetivo separar a célula inteira do fundo e também separar os seus componentes principais. A maioria dos estudos considera duas ROIs: o núcleo e o citoplasma **[48]**. Se considerarmos uma imagem digital a cores como uma grelha de pixels rectangulares, as imagens a cores são decompostas em várias imagens em escala de cinzentos de acordo com um modelo de cor. Os pixels são então descritos quantitativamente por um número que representa a intensidade da luz numa escala contínua entre 0 (preto) e um máximo (branco) **[47]**.

O resultado final de qualquer método de segmentação é um conjunto de imagens binárias, normalmente conhecidas como máscaras. Cada máscara contém uma única ROI visualizada por uma região branca limitada num fundo preto (**Figura 14**). **[48]**.

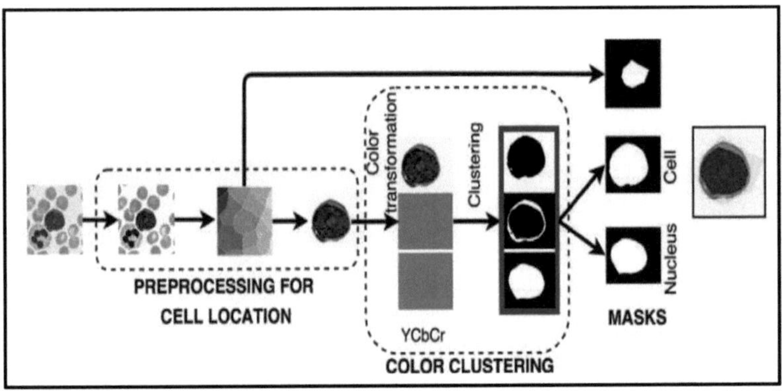

Figura 14Processo de segmentação de imagem em duas etapas para obter três *"regiões de interesse"* a partir de uma imagem de uma célula sanguínea. [48]

Os algoritmos de segmentação foram aplicados em trabalhos anteriores para distinguir leucócitos normais de células blásticas no sangue e na medula óssea. No entanto, a segmentação de linfócitos atípicos é limitada e complexa devido à variabilidade morfológica. Ao contrário das células normais, em que a segmentação é facilitada por caraterísticas distintas, as células atípicas requerem uma abordagem mais elaborada para extrair caraterísticas específicas **[48]**. Este facto realça a necessidade de desenvolver métodos avançados para melhorar a sua deteção e caraterização em hematologia, tendo simultaneamente em conta outros parâmetros clínicos e biológicos.

❖ **Extração de caraterísticas**

Após a fase de segmentação, procede-se à extração de caraterísticas. Isto envolve a identificação de descritores quantitativos dentro de cada máscara ROI, agrupados em três categorias principais: geométrica, colorida e texturizada. Estas três categorias de caraterísticas são descritas na **Tabela** IV **[48]**.

Tabela IVDescrição das três categorias de caraterísticas a extrair das máscaras [45,48]

Categoria	Caraterísticas	Descrição
Geometria	Perímetro, forma do núcleo e do citoplasma	Medição da forma, tamanho e regularidade das células: parâmetros importantes para a observação visual pelos patologistas.
Cor	Histogramas de cores, estatísticas de primeira ordem	Análise da distribuição dos valores de intensidade de cor na imagem, para extrair parâmetros estatísticos como a média, o desvio padrão e a entropia.
Textura	Distribuição do tamanho das partículas, curvas de tamanho das partículas	Avaliação da distribuição do tamanho das partículas e da textura da célula, fornecendo informações sobre a composição interna e a estrutura da célula.

Esta informação adicional fornece uma representação quantitativa do aspeto visual das células, integrando aspectos morfológicos e colorimétricos para uma análise completa.

❖ **Classificação numérica**

Após a segmentação e a extração de caraterísticas, cada imagem de célula é representada de forma única por um conjunto de descritores numéricos. A classificação automática tem por objetivo atribuir este conjunto de descritores a uma classe de células específica a partir de um conjunto de classes conhecidas. O classificador, enquanto sistema concebido para esta tarefa, baseia-se num modelo matemático cuja estrutura e parâmetros devem ser corretamente ajustados [47].

O modelo é treinado de forma supervisionada, utilizando um conjunto de imagens de treino identificadas por patologistas. A validação do modelo é efectuada num conjunto separado de imagens não utilizadas na formação, o que pode ser conseguido separando os conjuntos de imagens ou através de uma abordagem de validação cruzada. Os métodos habitualmente utilizados para a classificação de células sanguíneas incluem redes neuronais e árvores de decisão [44].

2.1.1.2. Aplicações

Por conseguinte, a IA pode ser treinada para reconhecer diferentes tipos de células sanguíneas utilizando grandes conjuntos de dados. Esta capacidade permite-lhe distinguir e contar células com precisão, acelerando o processo de contagem de células e reduzindo a dependência de métodos manuais.

❖ **Leitura automática de lâminas de esfregaços de sangue**

- Exames laboratoriais hematológicos

A combinação da digitalização de imagens microscópicas e da IA permite o processamento automático de imagens e a diferenciação celular, reduzindo a necessidade de intervenção humana. Os métodos tradicionais envolviam etapas complexas de pré-processamento para distinguir os artefactos dos elementos informativos antes da classificação das células. Em contraste, com os sistemas recentes baseados em ML, os passos são menos rigorosamente separados, confiando no algoritmo para detetar automaticamente as células e extrair caraterísticas relevantes e significativas para uma rotulagem celular precisa. Embora os analisadores hematológicos automatizados continuem a ser indispensáveis nos laboratórios de hematologia, as interferências e as condições patológicas continuam a exigir uma verificação manual. Felizmente, a digitalização de esfregaços de sangue periférico e a quantificação de linhagens de células sanguíneas com base em modelos de aprendizagem automática permitem, por vezes, que os computadores dêem o seu parecer sobre estas lâminas de esfregaço antes de alguém ter examinado uma célula **[1,48]**.

Um dos melhores exemplos de um microscópio automatizado para leitura de lâminas de esfregaços de sangue é a gama de sistemas CellaVision®, que utiliza um modelo de ML para classificar as observações de esfregaços de sangue num dos 17 tipos de células, incluindo formas maduras e imaturas **(Figura 15) [46]**.

O software utiliza um esfregaço previamente espalhado e corado com a coloração de May-Grünwald Giemsa (MGG), para efetuar o reconhecimento morfológico e a classificação em 12 populações de leucócitos: neutrófilos maduros, eosinófilos, basófilos, linfócitos, monócitos, promielócitos, mielócitos, metamielócitos, plasmócitos, tricoleucócitos, blastócitos e linfócitos atípicos. A estas categorias foram acrescentadas as células não identificadas, os eritroblastos, os trombócitos gigantes, as aglutinações de trombócitos, as células de Sézary e os artefactos. Estima-se que a poupança no tempo de análise seja de cerca de 30% em comparação com o reconhecimento e a contagem manuais, mas o sistema não foi concebido para verificar os resultados independentemente de um operador treinado **[46]**.

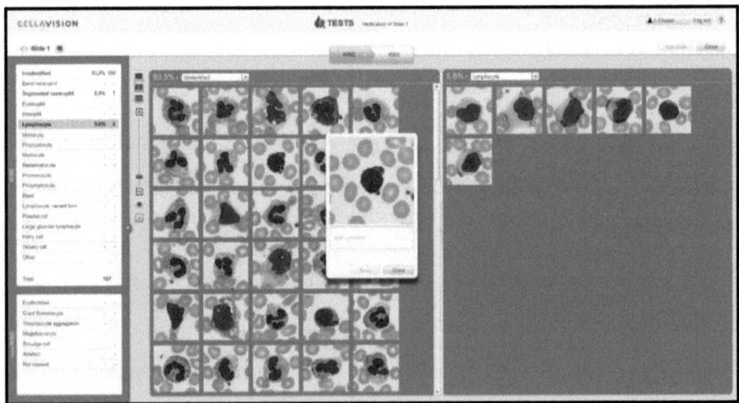

Embora a contagem de leucócitos seja controlada por CellaVision® com uma especificidade de mais de 96%, a contagem de glóbulos vermelhos é limitada pela necessidade de um maior número de campos grandes. Este facto explica a especificidade de 58,3% para a análise de glóbulos vermelhos e, em particular, de acantócitos e esquizócitos. [50]limitando assim a sua utilização no diagnóstico da anemia hemolítica microangiopática na síndrome hemolítico-urémica, de acordo com o *"International Committee for Standardization of Hematology"* (ICSH) [46,50].

O trabalho posterior levou ao sistema X100® da Scopio Labs, que ultrapassou os limites da deteção e contagem de glóbulos vermelhos e plaquetas. A avaliação dos glóbulos vermelhos em campo total foi medida com uma exatidão de 96,29% e uma especificidade de 97,62%, enquanto a estimativa de plaquetas foi avaliada em 94,89% para a exatidão e 96,28% para a especificidade. O sistema permitiu a análise de campo inteiro de esfregaços de sangue periférico a partir de lâminas previamente preparadas [51]Estas podem ser vistas na **figura 16**.

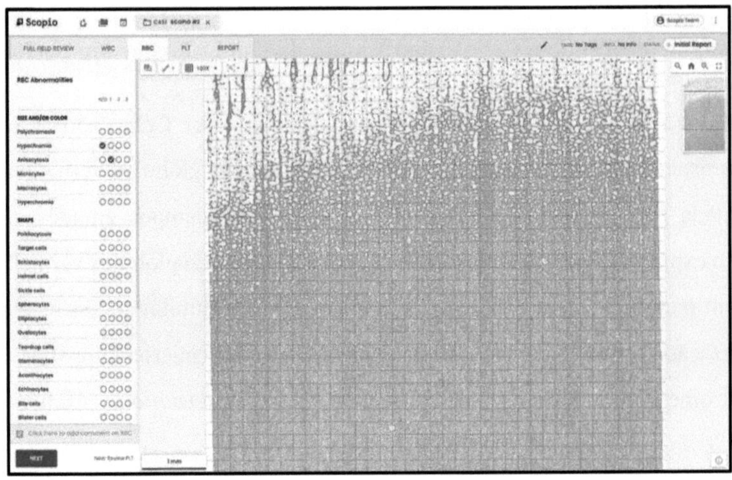

Figura 16Análise pormenorizada das anomalias dos glóbulos vermelhos em campo total utilizando o sistema automatizado Scopio Labs X100®. [52]

Outro sistema de análise de células sanguíneas assistido por IA, o Mantiscope®, utiliza a IA para classificar totalmente as células sanguíneas e detetar anomalias. Este sistema de diagnóstico in vitro é composto por um scanner acoplado a *uma nuvem*, que é um espaço de armazenamento de dados colaborativo. O esfregaço de sangue é automaticamente digitalizado com o scanner. O sistema analisa então as amostras de esfregaço depois de carregar as imagens para a nuvem com base no código de barras do doente. Os profissionais de saúde podem modificar as recomendações do modelo utilizando a interface de anotação do sistema **[52]**.

Para reduzir ainda mais o tempo necessário para a análise e a dependência de recursos humanos no laboratório, a robótica e as técnicas de ML tornaram mesmo possível espalhar e colorir lâminas para análise. O COBAS M511® da Roche ilustra as possibilidades da análise hematológica totalmente baseada em imagens, explorando toda a gama de parâmetros da contagem sanguínea a partir de células "impressas" e coradas numa lâmina. O instrumento pode fornecer simultaneamente informações quantitativas e morfológicas, eliminando a necessidade de preparação de lâminas, colorações e reagentes, reduzindo assim os requisitos de espaço. Um estudo de validação multicêntrico demonstrou uma boa correlação dos parâmetros padrão e alertas com métodos de referência de 96%, embora não tenham sido fornecidos dados precisos sobre a exatidão da classificação de células individuais [53].

Os investigadores estão agora a concentrar-se na deteção de formas imaturas, variantes morfológicas e morfotipos patológicos cada vez mais complexos. Várias abordagens de aprendizagem automática produziram resultados encorajadores na identificação e diferenciação de blastos mielóides, linfoblastos e promielócitos individualmente, bem como dos três em simultâneo. Foram também estudadas formas patológicas, como linfócitos atípicos e neoplasias linfóides maduras.

O Mindray MC-80® localiza e pré-classifica células em esfregaços de sangue e tem uma sensibilidade de 93,6% para linfócitos reativos, com um valor preditivo negativo de 97,8%. Este modelo também detecta granulócitos imaturos, células neoplásicas e glóbulos vermelhos nucleados. [54].

A Figura 17 mostra imagens de blastos observadas no esfregaço de sangue de um doente com leucemia mieloide aguda, mostrando corpos de Auer (A), granulação imatura (B) e nucléolos em forma de taça (C). Também se observam eosinófilos displásicos num doente com síndrome mielodisplásico (D) e linfócitos atípicos em três doentes com neoplasias linfóides (E, linfoma folicular; F, leucemia de células pilosas; G, síndrome de Sézary). O modelo também detecta plasmócitos observados num doente com leucemia de células plasmáticas (H) e células observadas no sangue periférico de doentes com infecções (I, neutrófilo com mancha de Maurer derivada de Plasmodium no citoplasma; J, parasitas da malária dentro de um eritrócito; K, parasitas da leishmaniose no citoplasma de um neutrófilo) [55].

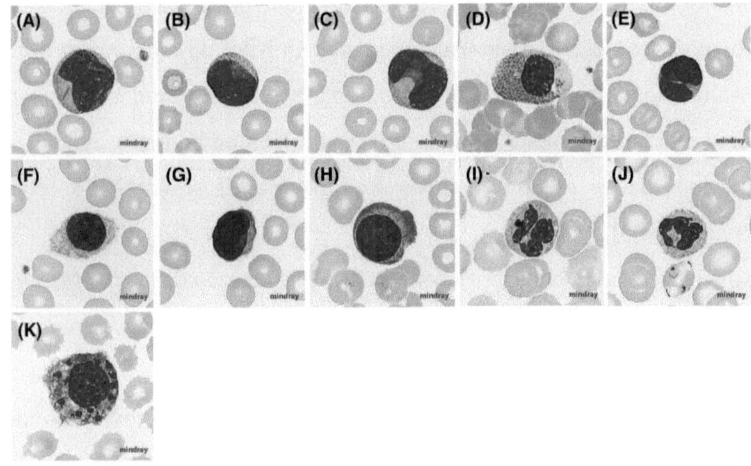

**Figura 17Imagens de células atípicas fornecidas pela
Mindray MC-80® [55]**

Embora a análise das células hematológicas seja um primeiro passo importante no diagnóstico dos tumores malignos hematológicos, um diagnóstico completo e exato requer frequentemente uma combinação de diferentes técnicas e análises complementares.

- Avaliação hematológica à beira do leito

Para além dos analisadores laboratoriais, a hematologia baseada na aprendizagem automática também tem feito incursões nos cuidados comunitários, também conhecidos como *"Point Of Care"* (PoC).

O PixCell HemoScreen®, um analisador portátil para contagens completas de células sanguíneas no local de prestação de cuidados, foi comparado com os analisadores hematológicos tradicionais. Utilizando a tecnologia de visão computorizada da IA, colmata a lacuna nos diagnósticos de cabeceira. Os investigadores concluíram que pode fornecer resultados equivalentes aos de um laboratório de forma rápida e exacta, o que o torna uma alternativa para melhorar os fluxos de trabalho e minimizar a propagação de doenças. Em comparação com os métodos de análise tradicionais, distingue-se dos métodos convencionais pela sua capacidade de diferenciar melhor as células e de gerir melhor a interferência dos analisadores hematológicos normais **[56,57]**.

Outro exemplo dos analisadores hematológicos da PoC é o Le Sight OLO®, que fornece resultados de contagem de células com qualidade laboratorial em minutos, a partir de duas gotas de sangue colhidas numa picada no dedo ou numa amostra venosa. O dispositivo também utiliza IA e imagens computorizadas para automatizar a identificação, contagem e deteção de anomalias das células sanguíneas, fornecendo 19 parâmetros e capacidades melhoradas de comunicação de células atípicas. O Sight OLO® recebeu a aprovação da *"Food and Drug Administration"* (FDA) para um teste completo de contagem de células sanguíneas com uma amostra de picada no dedo, exigindo apenas 5% do volume mínimo de sangue necessário para o equipamento laboratorial tradicional, proporcionando a mesma qualidade de resultados **[56]**.

O analisador representado na **figura 18** mede cerca de 30x25x30cm (A) e é constituído por um kit de teste de utilização única (B) (1, cartucho; 2, tubo de mistura; 3, tampa com conta-gotas; 4, microcapilar). A amostra é colhida na ponta do dedo (C) e a sua análise mostra micrografias falsamente coloridas recolhidas por microscopia multiespectral OLO para os diferentes tipos de glóbulos brancos (D) ou outros (E). O canal vermelho reflecte a captação de hemoglobina, o canal verde ilustra a fluorescência do ácido desoxirribonucleico (ADN) e o canal azul é a coloração citoplasmática.

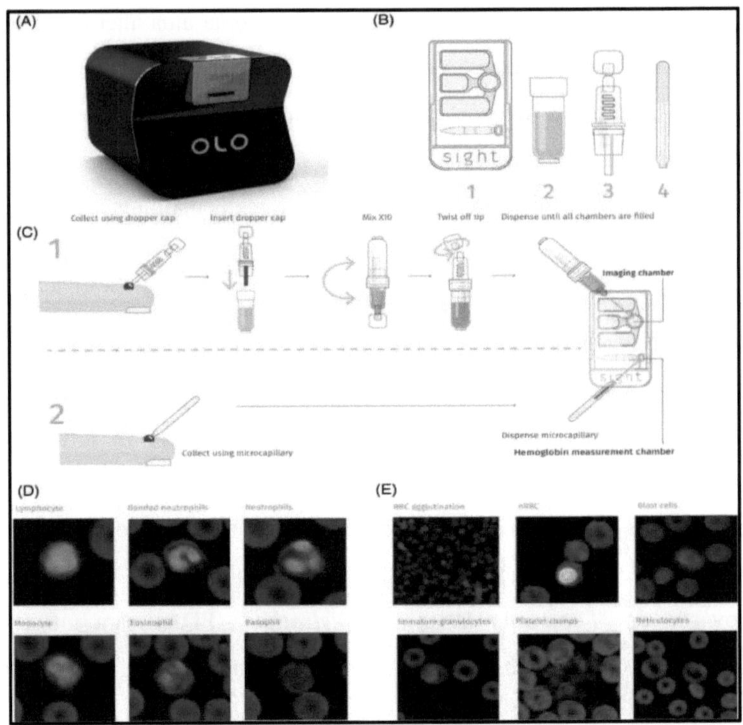

Figura 18Representação do sistema de análise hematológica Sight OLO® [56]

Atualmente, os doentes em risco de neutropenia febril devido a quimioterapia para o cancro, reacções idiossincráticas a medicamentos ou doenças congénitas são monitorizados em laboratórios hospitalares ou clínicos. Para muitos doentes, uma monitorização eficaz e frequente é difícil devido ao tempo necessário e ao custo de visitas repetidas ao laboratório. O Athelas One®, um analisador hematológico em miniatura, foi desenvolvido para a monitorização domiciliária dos glóbulos brancos e dos neutrófilos em particular. Uma gota de sangue (~ 3,5 µL) retirada do dedo ou de uma amostra de sangue anticoagulado é colocada numa tira especialmente concebida para criar uma camada de células sanguíneas de tamanho exato. A lâmina é então inserida no dispositivo, que analisa a tira de teste com base num processo de análise de imagem **[58]**. Comparando os resultados com um contador de laboratório padrão, o Sysmex XE5000®, a FDA aprova a equivalência dos dois métodos utilizando regressão linear **(Figura 19)** **[59]**.

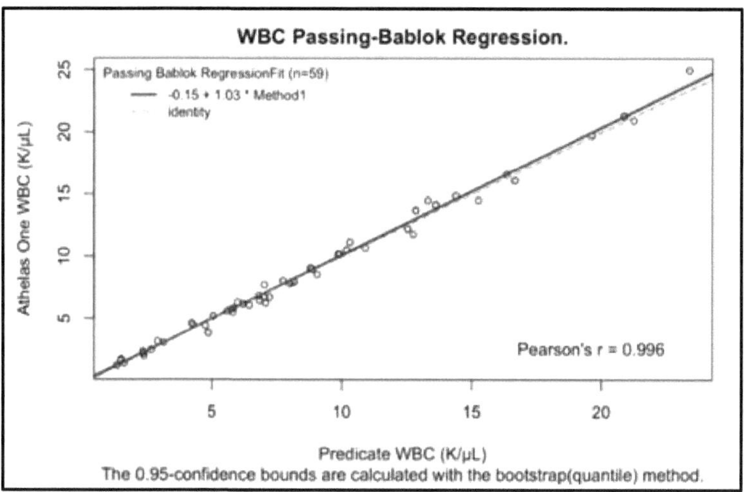

Figura 19Regressão linear que explica a concordância dos resultados de leucócitos do Athelas One® com o Sysmex XE5000®. [59]

❖ **Esfregaço de medula óssea**

O mielograma, utilizado para avaliar a composição celular da medula óssea (MO), é essencial para detetar anomalias hematológicas, particularmente no caso de leucemia e doenças de origem central. O Morphogo® é um sistema de análise de esfregaços de medula óssea assistido por IA que pode diferenciar as células nucleadas em categorias específicas e fornecer informações úteis para o diagnóstico. Utiliza uma CNN de 27 camadas que capta várias imagens de alta resolução do esfregaço de medula óssea e as une para gerar uma imagem completa da morfologia alvo. A camada de convolução da CNN pode melhorar a qualidade da imagem do grupo de células, eliminando ou realçando caraterísticas específicas das células durante o processamento da imagem, como a desfocagem e o contorno. As caraterísticas do grupo de células sanguíneas são extraídas e classificadas como leucémicas ou não leucémicas. O desempenho do Morphogo® na identificação de células de linhagem hematológica em 230 casos deu uma precisão de classificação de 85,7 a 91%. A sensibilidade e a especificidade médias do sistema foram de 69,4% e 97,2%, respetivamente **[46]**. A classificação de 68610 imagens de células nucleadas da medula óssea pelo sistema Morphogo® em comparação com patologistas mostrou uma concordância quase perfeita (**Figura 20**) **[60]**.

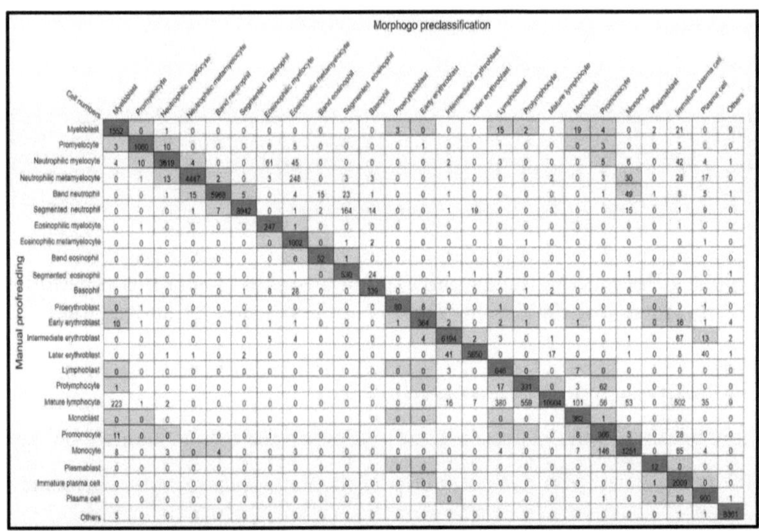

Morphogo preclassification — Manual proofreading

Cell numbers	Myeloblast	Promyelocyte	Neutrophilic myelocyte	Neutrophilic metamyelocyte	Band neutrophil	Segmented neutrophil	Eosinophilic myelocyte	Eosinophilic metamyelocyte	Band eosinophil	Segmented eosinophil	Basophil	Proerythroblast	Early erythroblast	Intermediate erythroblast	Later erythroblast	Lymphoblast	Prolymphocyte	Mature lymphocyte	Monoblast	Promonocyte	Monocyte	Plasmablast	Immature plasma cell	Plasma cell	Others
Myeloblast	1552	0	1	0	0	0	0	0	0	0	0	3	0	0	0	15	2	0	19	4	0	2	21	0	9
Promyelocyte	3	1060	10	0	0	0	6	5	0	0	0	0	1	0	0	1	0	0	0	3	0	0	5	0	0
Neutrophilic myelocyte	4	10	3619	4	0	0	61	45	0	0	0	0	0	2	0	3	0	0	0	5	6	0	42	4	1
Neutrophilic metamyelocyte	0	1	13	4447	2	0	3	248	0	3	3	0	0	1	0	0	0	2	0	3	30	0	28	17	0
Band neutrophil	0	0	1	15	5968	5	0	4	15	23	1	0	0	1	0	0	0	0	0	1	49	1	8	5	1
Segmented neutrophil	0	0	0	1	7	8942	0	1	2	164	14	0	0	1	19	0	0	3	0	0	15	0	1	9	0
Eosinophilic myelocyte	0	1	0	0	0	0	247	1	0	0	0	0	0	0	0	0	0	0	0	0	0	0	1	0	0
Eosinophilic metamyelocyte	0	0	0	0	0	0	0	1002	0	1	2	0	0	0	0	0	1	0	0	0	0	0	0	1	0
Band eosinophil	0	0	0	0	0	0	0	6	52	1	0	0	0	0	0	0	0	0	0	0	0	0	0	0	0
Segmented eosinophil	0	0	0	0	0	0	0	1	0	530	24	0	0	1	1	2	0	0	0	0	1	0	0	0	1
Basophil	0	1	0	0	0	1	8	28	0	0	339	0	0	0	0	0	1	2	0	0	0	0	0	0	0
Proerythroblast	0	1	0	0	0	0	0	0	0	0	0	80	8	0	0	1	0	0	0	0	0	0	0	1	0
Early erythroblast	10	1	0	0	0	0	1	1	0	0	0	1	364	2	0	2	1	0	1	0	0	0	16	1	4
Intermediate erythroblast	0	0	0	0	0	0	5	4	0	0	0	0	4	6194	2	3	0	1	0	0	1	0	67	13	2
Later erythroblast	0	0	1	1	0	2	0	0	0	0	0	0	0	41	5650	0	0	17	0	0	1	0	8	40	1
Lymphoblast	0	0	0	0	0	0	0	0	0	0	0	0	0	3	0	646	0	0	7	0	0	0	0	0	0
Prolymphocyte	1	0	0	0	0	0	0	0	0	0	0	0	0	0	0	17	331	0	3	62	0	0	0	0	0
Mature lymphocyte	223	1	2	0	0	0	0	0	0	0	0	0	0	16	7	380	559	10604	101	56	53	0	502	35	9
Monoblast	0	0	0	0	0	0	0	0	0	0	0	0	0	0	0	0	0	0	362	1	0	0	0	0	0
Promonocyte	11	0	0	0	0	0	1	0	0	0	0	0	0	0	0	0	0	0	8	305	5	0	28	0	0
Monocyte	8	0	3	0	4	0	0	3	0	0	0	0	0	0	0	4	0	0	7	146	1251	0	85	4	0
Plasmablast	0	0	0	0	0	0	0	0	0	0	0	0	0	0	0	0	0	0	0	0	0	12	0	0	0
Immature plasma cell	0	0	0	0	0	0	0	0	0	0	0	0	0	0	0	0	0	0	3	0	0	1	2009	0	0
Plasma cell	0	0	0	0	0	0	0	0	0	0	0	0	0	0	0	0	0	0	0	1	0	3	80	900	1
Others	5	0	0	0	0	0	0	0	0	0	0	0	0	0	0	0	0	0	0	0	0	0	1	1	8301

Figura 20Classificação das imagens celulares obtidas pelo sistema Morphogo® pré-classificação e verificação manual [60]

A matriz de confusão na **Figura 20** mostra o número de imagens de células atribuídas a cada uma das 25 categorias morfológicas de células nucleadas da medula óssea. As linhas indicam os resultados da pré-classificação do sistema Morphogo® , enquanto as colunas representam os resultados da verificação pelos patologistas. As caixas diagonais na matriz indicam o número de classificações de células consistentes com o sistema Morphogo® e com os patologistas. As confusões consideradas toleráveis estão destacadas a azul claro.

Outro estudo demonstrou que o Morphogo® tinha 82% de precisão e 91% de especificidade na identificação de células cancerígenas metastáticas, em comparação com os patologistas. Por conseguinte, pensa-se que o Morphogo® tem potencial como ferramenta de IA para a análise de esfregaços de OM no futuro, evitando potencialmente a necessidade de análises adicionais, como a citometria de fluxo e a análise molecular [46].

2.1.2. Citometria de fluxo e análise de dados imunofenotípicos

A citometria de fluxo multiparamétrica (MFC) e a imunohistologia são elementos essenciais no diagnóstico de rotina e na monitorização de doenças hematológicas através da análise de populações celulares. A MFC utiliza anticorpos monoclonais conjugados com corantes fluorescentes, visando antigénios específicos, para analisar populações de células de acordo com as suas propriedades de dispersão da luz e padrões de expressão de antigénios [61].

Os citómetros de fluxo modernos podem analisar milhares de células por segundo e podem também avaliar células hematopoiéticas a nível individual, gerando grandes conjuntos de dados multidimensionais que são difíceis de interpretar diretamente pelos seres humanos. A tecnologia converte os sinais de fluorescência em impulsos eléctricos, que são depois digitalizados e armazenados num formato de ficheiro normalizado. Os ficheiros contêm uma matriz de valores de expressão para todos os corantes fluorescentes medidos para todas as partículas analisadas por um citómetro de fluxo. O software que acompanha os ficheiros pré-processa e visualiza os dados para facilitar a análise por peritos humanos. Os valores de expressão são geralmente apresentados sob a forma de gráficos bidimensionais e é aplicado um procedimento de triagem sequencial para identificar e marcar as populações de células de interesse [62].

Existem sistemas de gestão da qualidade para normalizar os processos laboratoriais, como a preparação e a medição de amostras, mas a análise e a interpretação dos dados continuam a ser da responsabilidade dos seres humanos, dependendo inteiramente do conhecimento especializado com a inerente variabilidade inter-observadores [63]. Para reduzir a dependência do conhecimento especializado e aumentar potencialmente a consistência da interpretação dos dados, é necessária a implementação de processos automatizados. Recentemente, os investigadores analisaram os desenvolvimentos e aplicações típicos da aprendizagem automática na CMF, fornecendo uma panorâmica dos conhecimentos básicos da CMF de imagiologia inteligente [62].

Na análise automatizada de dados CMF, a maioria dos modelos baseados na aprendizagem automática inclui um passo adicional de pré-processamento que converte os valores de expressão em imagens antes do passo de segmentação acima referido.

Os exemplos incluem a utilização de algoritmos para diferenciar a leucemia mieloide aguda de amostras saudáveis com base em gráficos de dados CMF em duas dimensões (2D) que foram transformados em ficheiros de imagem. A cada pixel das imagens foi atribuído um valor ponderado e depois reduzido a uma matriz binária. A utilização de mapas auto-organizados como entrada para uma CNN permitiu distinguir amostras saudáveis e neoplásicas e classificar subtipos de neoplasias B maduras. Um estudo que envolveu amostras de sangue ou de medula óssea mostrou que uma CNN classificou todos os oito subtipos de linfoma B com uma confiança de pelo menos 0,95, atingindo uma pontuação F1 ponderada de 0,94 [61]. As caraterísticas aprendidas com o modelo original foram utilizadas para treinar modelos para diferentes protocolos de CMF, facilitando a sua utilização em ambientes de diagnóstico de rotina.

No caso da deteção de doença residual mínima na leucemia mieloide aguda, os dados do CMF podem ser analisados por algoritmos de aprendizagem automática para identificar as células cancerígenas remanescentes após o tratamento. Estudos demonstraram que estes algoritmos podem atingir uma precisão de diagnóstico comparável à dos peritos humanos [64].

Tal como a análise de imagens baseada na aprendizagem automática, a citometria automatizada tem potencial para automatizar e normalizar as técnicas existentes, aumentando a eficiência e reduzindo os erros humanos. No entanto, para determinar qual a abordagem mais adequada no contexto dos laboratórios de CMF, é necessário ter em conta vários factores, como as caraterísticas dos doentes e das doenças, o desempenho, bem como as infra-estruturas e os custos de TI [65].

2.1.3. Análise multiómica

Com a importância crescente dos factores genéticos no diagnóstico, no prognóstico e na seleção do tratamento de doenças malignas hematológicas, estão a ser feitos esforços consideráveis para redefinir subgrupos com base em mecanismos fisiopatológicos. A aprendizagem não supervisionada pode ser utilizada para a análise exploratória de dados não rotulados para inferir factores subjacentes e compreender as suas interações. Ao contrário da aprendizagem supervisionada, não existe um resultado predefinido e os resultados requerem uma avaliação manual para estimar o valor dos grupos identificados, relacionando-os com factores clínicos e/ou genéticos [66].

A citogenética é crucial para a identificação de anomalias cromossómicas em neoplasias hematológicas, utilizando atualmente a análise de bandas cromossómicas como padrão de referência. Este facto fornece informações importantes para a estratificação e prognóstico das patologias, bem como para a escolha terapêutica. No entanto, o processo de cariotipagem manual é laborioso, exigindo a deteção, segmentação e classificação dos cromossomas. Estão a ser desenvolvidos sistemas automatizados de cariotipagem para acelerar este processo. A segmentação dos cromossomas envolve a deteção e separação dos cromossomas da imagem metafásica para uma classificação precisa. Têm sido utilizadas abordagens baseadas em DL, como a arquitetura personalizada do codificador automático U-Net, que tem sido amplamente utilizada para a segmentação e a eliminação de ruído de imagens médicas **complexas [67]**. A classificação dos cromossomas atribui uma posição no cariograma com base em caraterísticas como a forma, o tamanho, a localização do centrómero e o padrão de bandas. As caraterísticas são frequentemente extraídas por CNN, apresentando resultados promissores. Para detetar anomalias cromossómicas, as classificações numéricas são facilmente alargadas, mas a classificação de anomalias estruturais continua a ser um desafio, embora tenham sido feitos alguns avanços com CNN, como o sistema *Chromosome-Recurrent Abnormality Detetor* (Chromosome-ReAD) . Avanços recentes sugerem que os sistemas automatizados de cariotipagem serão em breve a norma, facilitando o trabalho quotidiano dos citogeneticistas e acelerando o processo de tomada de decisões **[67]**.

Com a democratização de tecnologias como a sequenciação de ADN e de ácido ribonucleico (ARN) de nova geração, é cada vez mais viável obter dados personalizados sobre doenças complexas. A aprendizagem automática promete ajudar a desvendar estes dados, sendo que muitas das ferramentas de bioinformática existentes incorporam ela própria a aprendizagem automática. No domínio da proteómica, os modelos de aprendizagem automática diagnosticaram com êxito o mieloma múltiplo por espetrometria de massa utilizando apenas plasma periférico [68]. No contexto da genómica, a sequenciação do ARN, conhecida como scRNA-seq, foi utilizada para identificar com precisão assinaturas de expressão genética e progenitores hematopoiéticos visualizados em grupos na **Figura** 21 [69].

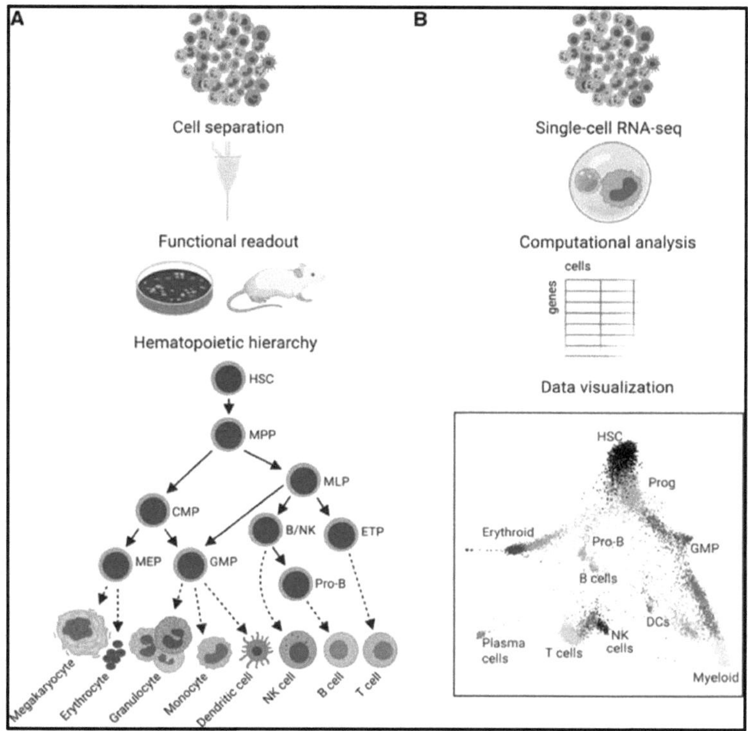

**Figura 21Duas abordagens para descrever a
hierarquia hematopoiética [31]**

Os tipos de células hematopoiéticas podem ser separados, por exemplo, utilizando a citometria de fluxo com base em marcadores de superfície **(Figura 21-A).** A diferenciação in vitro e o transplante em cobaias fornecem informações sobre a linhagem de células individuais ou de populações selecionadas. Estes testes desempenharam um papel importante no estabelecimento de relações hierárquicas entre os tipos de células.

A caraterização molecular de células individuais por sequenciação do ARN (**Figura 21 - B**) constitui um método adicional para estudar a heterogeneidade celular.

A análise computacional destes conjuntos de dados indica que os tipos de células são mais heterogéneos e que as trajectórias de diferenciação são mais graduais do que se vislumbrava anteriormente [31].

A mesma técnica foi utilizada para prever a remissão completa após a terapia de indução para a leucemia mieloide aguda. A aprendizagem automática também ajudou a prever a sensibilidade a diferentes terapias na leucemia mieloide aguda com base na sequenciação de ADN e ARN da próxima geração e em testes de sensibilidade a medicamentos in vitro [70].

2.2. Previsão de resultados clínicos e deteção precoce de doenças hematológicas

Existem na literatura várias tentativas de classificação inteligente de doenças hematológicas utilizando caraterísticas do sangue. A maioria destas abordagens centra-se numa classificação binária entre indivíduos saudáveis e doentes com uma doença específica, ou entre duas doenças específicas. Estes métodos foram desenvolvidos utilizando algoritmos de aprendizagem automática mais tradicionais, como as árvores de decisão ou os perceptrões *"multicamadas"* [71]. Nos últimos cinco anos, assistiu-se ao aparecimento da utilização de CNN na identificação de doenças malignas hematológicas e no estudo das caraterísticas histopatológicas dos linfomas (**Quadro V**).

Mesa VEstudos de modelos de inteligência artificial utilizados para detetar a leucemia mieloide e linfoide

Aplicações de modelos de IA para a deteção da leucemia mieloide			
Estudo	Entrada	Alta (Patologia)	Avaliação do desempenho
Matek et al. 2019 [72]	Imagens microscópicas de esfregaços de sangue	LAM	94% de sensibilidade
Boldu et al. 2019 [73]	Esfregaço de sangue colorido	LAM, LAL	Precisão 85,8
Matek et al. 2021 [74]	Imagens de esfregaços de medula óssea	Hemopatias malignas	Exatidão > 90%.
Aplicações de modelos de IA para a deteção de leucemia linfoide			
El Achi et al. 2019 [75]	Imagens microscópicas de esfregaços de sangue	Linfomas	95% de exatidão
Sahlol et al. 2020 [76]	Imagens de lâminas de biopsia de gânglios linfáticos coradas com hematoxilina e eosina ao microscópio	LAL	Precisão de 97,1%.
Mohlam et al. 2020 [77]		Linfoma B de grandes células	Precisão 94
Syrykh et al. 2020 [78]		Linfoma folicular	AUC 0,99

LMA: Leucemia mieloide aguda; LLA: Leucemia linfocítica aguda, AUC: Área sob a curva (curva de sensibilidade vs. 1-especificidade)

2.2.1. Identificação das patologias do cancro

No caso do reconhecimento automático das leucemias agudas, o problema da classificação é duplamente complexo. Em primeiro lugar, é necessário diferenciar entre blastos e células maduras, uma vez que partilham certas semelhanças morfológicas, como nucléolos, citoplasma basófilo e cromatina fina. Em segundo lugar, é necessário distinguir a linhagem linfoide da linhagem mieloide, uma vez que apresentam padrões semelhantes. Este problema raramente tem sido abordado na literatura, embora os analisadores automáticos de imagens de sangue tendam a subestimar o número de blastos, confundindo-os com células normais maduras [48].

Já estão disponíveis ferramentas de IA para apoio à decisão em oncologia. Foi recentemente desenvolvido um modelo para fornecer uma lista de diagnósticos prováveis com base na idade e nas medições laboratoriais, que servem de entrada para um modelo de máquina de vectores de apoio, que é uma técnica de aprendizagem automática supervisionada utilizada para classificação e regressão [79].

As capacidades de diagnóstico da aprendizagem automática estendem-se à classificação exacta de doenças como a leucemia mieloide aguda e à diferenciação precisa entre síndromes mielodisplásicas e aplasia da medula óssea [14]. Em contextos de recursos limitados, as ferramentas de diagnóstico baseadas em CNN podem ser muito úteis para a triagem e a classificação [80].

No caso de doenças com elevadas taxas de variabilidade entre observadores (por exemplo, síndromes mielodisplásicas), as previsões baseadas na aprendizagem automática podem constituir um ponto de dados adicional a considerar em caso de desacordo ou ambiguidade. Nesses casos, a necessidade de estabelecer um padrão de referência coloca um dilema, uma vez que reduz a fiabilidade dos rótulos utilizados para treinar o modelo de aprendizagem automática.

Os resultados de esfregaços de sangue periférico ou de biopsias da medula óssea fornecem informações adicionais para o diagnóstico baseado na aprendizagem automática. Estas informações podem envolver o próprio diagnóstico ou a distinção entre doenças como a leucemia linfocítica crónica e o linfoma periférico com base nas contagens sanguíneas. [81]. Os trabalhos demonstraram também a utilidade de integrar as contagens sanguíneas com outros dados clínicos e genómicos para melhorar a precisão do diagnóstico, em especial no diagnóstico diferencial de doenças da insuficiência da medula óssea [82].

A IA pode ser utilizada para analisar estes dados e identificar padrões complexos. Por exemplo, os algoritmos podem detetar mutações genéticas específicas associadas a determinadas leucemias, facilitando o diagnóstico precoce. Um modelo citogenético baseado em IA identificou uma correlação entre uma forma específica de mielodisplasia, associada a mutações no gene SF3B1 que codifica o fator de splicing, e caraterísticas particulares observadas no esfregaço de sangue periférico [83].

2.2.2. Histopatologia das doenças hematopoiéticas

As técnicas de DL estão a estimular cada vez mais as ferramentas de apoio ao diagnóstico baseadas na análise de imagens. Por exemplo, foi utilizado um algoritmo para distinguir com precisão entre o linfoma difuso de grandes células B e o linfoma de Burkitt, com base em imagens em bruto de secções de tecido coradas com hematoxilina e eosina introduzidas numa CNN. Foram também utilizados algoritmos semelhantes para identificar células neoplásicas em aspirados de medula óssea (**Quadro V**) [77].

Além disso, um estudo utilizou técnicas de aprendizagem não supervisionadas para detetar padrões de lesões de órgãos na doença crónica do enxerto contra o hospedeiro. [84].

2.3. Valor prognóstico e estratificação do risco de complicações hematológicas

Os estudos sobre marcadores de prognóstico e tratamentos para os cancros do sangue têm sido tradicionalmente realizados com base em entidades de doença definidas microscopicamente, de acordo com as diretrizes de classificação da Organização Mundial de Saúde (OMS) [85]. No entanto, a ambiguidade do diagnóstico continua a ser uma ocorrência regular e a qualidade dos resultados depende em grande medida da experiência e das competências do operador. Para reduzir a dependência de conhecimentos especializados e melhorar potencialmente a consistência da interpretação dos dados, é desejável a implementação de processos automatizados para gerar dados normalizados e estruturados, apoiando vários projectos de desenvolvimento de IA a jusante que produzam modelos fiáveis.

Em 2021, foram aceites para publicação 69 resumos que relatavam sistemas baseados em IA ou modelos sofisticados de aprendizagem automática com impacto no diagnóstico, no prognóstico ou na decisão terapêutica, um aumento de 40 % em relação aos dois anos anteriores. Novos modelos baseados em IA e sistemas de prognóstico com potencial impacto clínico estão a ser desenvolvidos a um ritmo acelerado [86].

2.3.1. Factores de prognóstico

Estes factores ajudam os médicos a avaliar o prognóstico de um doente e a tomar decisões sobre a melhor abordagem de tratamento. Utilizando dados como os da análise de citometria de fluxo com IA, os investigadores conseguiram identificar novos factores de prognóstico em 56 doentes pediátricos com leucemia linfoblástica aguda de células B (LLAB). Com base em métodos de correlação estatística para a previsão de recaídas, identificaram o agrupamento de diferenciação 38 (CD38) como um potencial marcador de recaída, indicando que as células B com baixa expressão de CD38 poderiam servir como um potencial indicador de recaída em doentes com LLA [87].

Os algoritmos de ML fazem parte de uma abordagem mais ampla, conhecida como *"datamining"*, para a análise de conjuntos de dados grandes e complexos e estão gradualmente a entrar na prática clínica. Estas técnicas foram aplicadas a uma coorte retrospetiva num estudo do registo da

Sociedade Europeia de Transplantação de Sangue e Medula Óssea que envolveu 28 236 doentes com leucemia aguda e permitiu aos investigadores desenvolver e validar um modelo de previsão da mortalidade aos 100 dias após um transplante alogénico de células estaminais hematopoiéticas. Utilizaram um modelo interpretável de árvores de decisão reforçadas, tendo em conta variáveis como a idade do doente, a pontuação da doença e os resultados dos testes serológicos do dador. O algoritmo supera os padrões anteriores de previsão de resultados para estimar a mortalidade global após o transplante alogénico de células estaminais hematopoiéticas e avaliar a sua eficácia aos dois anos [88].

Na exploração da hemostase, foram utilizados modelos baseados em IA para prever o risco de trombose em doentes com neoplasias mieloproliferativas, demonstrando a capacidade dos sistemas de apoio ao diagnóstico baseados em IA para melhorar a precisão do diagnóstico em hematologia. As variáveis de entrada dos modelos englobam os resultados dos bioensaios dos doentes, o estado hemodinâmico e as co-morbilidades, para fornecer uma previsão do risco de trombose profunda até 12 ou 24 horas antes do início dos sintomas associados, facilitando a gestão precoce e a prevenção de complicações [46,89].

2.3.2. Pontuações de risco

As pontuações de risco de doença são frequentemente utilizadas na prática clínica para ajudar os médicos a avaliar o risco individual de um doente e a tomar decisões sobre a prevenção, o rastreio e o tratamento de doenças. Também podem ser utilizadas na investigação médica para identificar populações de alto risco que possam beneficiar de intervenções preventivas. O *"Mutation-Enhanced International Prognostic Score System"* (MIPSS70), como pontuação de prognóstico para a mortalidade em doentes com mielofibrose primária, é um exemplo de um modelo estatístico de riscos proporcionais desenvolvido a partir de dados recolhidos de 805 doentes. Ao ajustar o modelo aos dados, é possível determinar as relações entre as variáveis e o seu impacto no resultado. No entanto, a criação do MIPSS70 implicou escolhas deliberadas por parte dos investigadores. Tiveram de decidir quais as variáveis a incluir no modelo. Estas variáveis podem ser caraterísticas específicas dos doentes, marcadores biológicos ou outros factores relevantes. O processo de seleção das variáveis baseia-se frequentemente em conhecimentos médicos e numa compreensão aprofundada do domínio [90].

Além disso, os investigadores tiveram de determinar quais as variáveis dependentes e independentes, ou seja, quais as variáveis que influenciavam diretamente o resultado e quais as que estavam interligadas. Examinaram também as possíveis interações entre as variáveis, uma vez que certas combinações de factores podem ter um impacto diferente na mortalidade [90]. A lista selecionada de variáveis relevantes incluídas no questionário de pontuação é ilustrada na **Figura 22**.

#	Question	Answer
1	Severe Anemia (hemoglobin <80g/L)	○ Yes ○ No
2	Moderate Anemia (hemoglobin 80-100g/L)	○ Yes ○ No
3	Leucocytosis >25x10^9/L	○ Yes ○ No
4	Thrombocytopenia (platelet count <100x10^9/L)	○ Yes ○ No
5	Peripheral blood blast count ≥2%	○ Yes ○ No
6	Bone marrow fibrosis grade ≥2	○ Yes ○ No
7	Constitutional symptoms	○ Yes ○ No
8	Absence of CALR type 1/like mutation	○ Yes ○ No
9	HMR[1] category	○ Yes ○ No
10	≥2 HMR mutated genes	○ Yes ○ No
11	Unfavorable karyotype[2]	○ Yes ○ No ○ Not available
12	Very High Risk karyotype[3]	○ Yes ○ No ○ Not available
Score		**Result**
MIPSS70		
MIPSS70-plus version 2.0		

Figura 22 Formulário de pontuação MIPSS70 e MIPSS70-plus: as perguntas incluem variáveis relacionadas com a mortalidade [91]

CALR: "Calreticulina

HMR: Risco molecular elevado

Outro estudo muito prometedor abordou o complexo problema do diagnóstico da coagulação intravascular disseminada (CID). Atualmente, o diagnóstico de CID é fastidioso e envolve a interpretação de uma combinação de parâmetros laboratoriais e clínicos através da utilização de determinados valores de probabilidade. Neste estudo, os autores utilizaram um modelo de rede neural supervisionado que analisa 32 parâmetros clínicos e laboratoriais num modelo de desenvolvimento inicial em 656 doentes com suspeita de CID (428 saudáveis e 228 com CID confirmada) e, posteriormente, num modelo de validação externa em 217 doentes (137 saudáveis e 80 com CID) e compararam o seu desempenho de diagnóstico com o de três pontuações de probabilidade amplamente utilizadas (Sociedade Internacional de Trombose e Hemostase, Ministério da Saúde e do Bem-Estar do Japão e Associação Japonesa de Medicina Aguda). O modelo ML não só teve um desempenho superior ao das três pontuações, como também revelou que algumas variáveis habitualmente ignoradas no diagnóstico de DIC, como o número de eosinófilos no sangue ou a largura da distribuição das plaquetas ou dos glóbulos vermelhos, têm alguma importância no diagnóstico de DIC [92].

Outra área que tem sido amplamente explorada com resultados muito encorajadores é a da previsão do risco de tromboembolismo venoso (TEV) ou da sua recorrência em diferentes populações de doentes. Um exemplo interessante é a identificação de indivíduos com alto risco de TEV entre pacientes clinicamente doentes. Atualmente, a previsão baseia-se em pontuações clínicas, como as pontuações de Pádua ou *o International Medical Prevention Registry on Venous Thromboembolism* (IMPROVE), que, no entanto, têm pouco valor preditivo. A aplicação de dois algoritmos de aprendizagem supervisionada, analisando, respetivamente, 68 e 16 variáveis de 7513 doentes inscritos no ensaio clínico APEX, mostrou que estes dois sistemas de IA superaram significativamente a pontuação IMPROVE na previsão de TEV [93,94]. Combinando estimativas de modelos de regressão e técnicas de ML, estes algoritmos incluem factores de risco não utilizados anteriormente e fornecem uma pontuação calibrada qualitativamente melhor do que os métodos tradicionais. [93].

2.3.3. Biomarcadores preditivos

Os biomarcadores preditivos em hematologia, auxiliados por métodos de IA, estão a revolucionar a forma como as doenças relacionadas com o sangue são diagnosticadas e tratadas.

Alguns exemplos recentes da utilização da aprendizagem supervisionada na hemostase envolveram alguns biomarcadores de coagulação comummente utilizados, como o ensaio do D-dímero. Num estudo realizado por Wang na Universidade de Zhengzhou, na China [95]um modelo de aprendizagem supervisionada foi capaz de determinar qual o biomarcador que pode diferenciar melhor os doentes com púrpura trombocitopénica trombótica que estão em risco de resultados adversos. Neste estudo, o modelo de IA foi utilizado para estabelecer que o D-dímero de admissão tinha o melhor valor prognóstico [96].

Outra questão de diagnóstico controversa é a da trombocitopenia induzida por heparina (HIT), que também envolve a interpretação combinada de parâmetros clínicos e biomarcadores biológicos. Utilizando estes parâmetros em vários algoritmos propostos num estudo de coorte prospetivo multicêntrico de 1393 doentes com suspeita de HIT, um modelo de ML supervisionado aplicado a um subconjunto de dados de treino (75% dos doentes) e a um conjunto de dados de validação (25% dos doentes) foi significativamente mais preciso no diagnóstico de HIT do que os algoritmos atualmente recomendados. [92].

2.3.4. Estadiamento da doença

O estadiamento das hemopatias, como os cancros do sangue (leucemia, linfoma, mieloma, etc.) e as doenças hematológicas (anemia, trombocitopenia, etc.), é um processo crucial para avaliar a extensão da doença e orientar o tratamento terapêutico.

De acordo com a classificação *"French American British"* (FAB) de , a leucemia é classificada em dois tipos principais: linfoblástica e mieloide, com subtipos específicos. O diagnóstico da leucemia linfoblástica aguda é frequentemente orientado por uma análise completa do sangue, sendo depois necessário efetuar uma aspiração da medula óssea e um exame microscópico do esfregaço de medula óssea para confirmação. Os métodos de diagnóstico assistido por computador tornaram-se mais eficientes e precisos do que os métodos manuais, oferecendo novas oportunidades para melhorar a deteção da leucemia **[97]**. No entanto, continuam a existir desafios, nomeadamente na classificação dos subtipos de leucemia linfoblástica aguda, devido à sua variabilidade e semelhança. Um diagnóstico preciso é crucial para determinar o plano de tratamento ideal para cada doente. Uma CNN pré-treinada, a AlexNet, demonstrou a sua eficácia na classificação da LLA em 3 tipos com base em esfregaços de sangue, com uma especificidade de 99,03%. Sem ter de passar pela primeira fase de segmentação das imagens microscópicas ou de utilizar as técnicas *"K-means"* e *"fuzzy C-means"* para *"clustering"* utilizadas em trabalhos anteriores para classificar as leucemias, o modelo automatizado AlexNet destaca-se pelos seus indicadores de desempenho superiores e promete um diagnóstico preciso para um tratamento precoce. **[98]**. Os três tipos de camadas CNN totalmente interligadas são representados na **Figura 23** por três cores distintas e classificam as células como: Normal, Tipo L1, L2 ou L3.

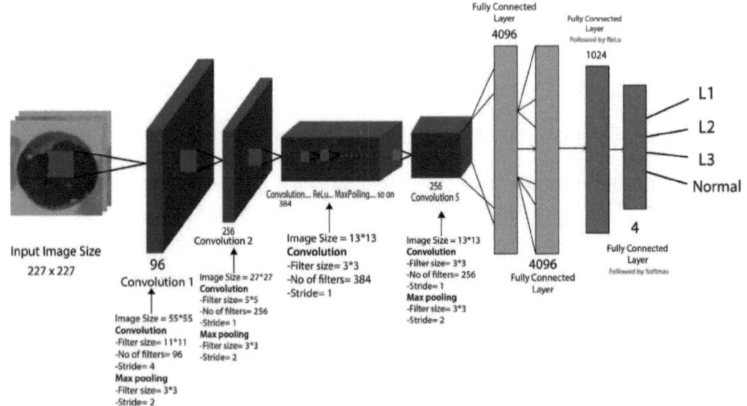

**Figura 23 Arquitetura da rede AlexNet para a classificação de
leucemias linfocíticas agudas [98]**

Outro trabalho de investigação apresentou, em 2018, uma arquitetura
completa baseada em técnicas de aprendizagem profunda para classificar as
LAL, alcançando uma precisão de 97,78% com um tempo de processamento
eficiente. O sistema inclui camadas de convolução e *max-pooling* para
treinar o modelo, bem como camadas totalmente conectadas para classificar
a imagem. Desta vez, a abordagem segmenta a imagem da medula óssea e
classifica-a como normal ou leucémica, pertencente a um dos subtipos L1,
L2 e L3, dependendo da atribuição da medula. A rede neural convolucional
é utilizada para compreender as caraterísticas profundas e melhorar a
precisão da classificação do modelo treinado, fornecendo uma ferramenta
valiosa de estadiamento da doença para peritos laboratoriais e patologistas,
o que é crucial para os doentes com leucemia **[99]**.

2.4.Sistemas de apoio à decisão clínica

A integração da IA no processo de decisão clínica baseia-se em avanços
recentes na aprendizagem automática e na análise de dados. Estes sistemas
exploram grandes volumes de dados para apoiar os médicos no diagnóstico,
na seleção de opções de tratamento e na previsão de resultados. Utilizando
técnicas de aprendizagem automática, identificam padrões complexos nos
dados, melhorando a exatidão das recomendações de tratamento e a gestão
dos cuidados de saúde. Um modelo apresentado integra diretrizes médicas,
práticas mais recentes, conhecimentos especializados e algoritmos de
aprendizagem automática para revelar correlações entre perfis de doentes,
protocolos de tratamento e resultados previstos. Dada a falta de dados
relevantes nos ficheiros históricos necessários para treinar o sistema, foi
desenvolvido um programa informático capaz de gerar infinitos cenários

virtuais que reflectem a distribuição da doença na população. O programa funciona capturando todos os factores importantes relativos ao perfil clínico anónimo do doente que recebe tratamento para a leucemia linfocítica crónica (LLC) e produz depois um relatório detalhado sobre as alternativas de tratamento. O relatório apresenta todos os factores que influenciaram a decisão e os seus impactos relativos [100].

A aprendizagem supervisionada é a técnica mais comummente utilizada para construir modelos clínicos que podem ajudar os hematologistas no diagnóstico, prognóstico ou decisões terapêuticas. Esta abordagem centra-se nas classificações e requer conjuntos de dados cuidadosamente organizados com observações rotuladas para aprender uma função que mapeia os dados de entrada (por exemplo, imagens de células diferentes) para o resultado desejado (por exemplo, classificação de tipos de células) com base nos pares de entrada-saída fornecidos (por exemplo, imagens rotuladas). O treino do modelo refina iterativamente o seu desempenho, alinhando as previsões com os dados rotulados. A precisão do modelo é avaliada através da avaliação do seu desempenho num conjunto de dados selecionado [101].

O rastreio exato da anemia por deficiência de ferro, da reticulocitose, da esferocitose hereditária e da diabetes é possível através de um modelo de aprendizagem automática. Esta CNN prevê condições fisiopatológicas a partir da análise de glóbulos vermelhos, utilizando as suas propriedades morfológicas, químicas e mecânicas celulares. Estas propriedades são introduzidas na rede neural como um vetor de entrada para fornecer dados de saída correspondentes ao diagnóstico previsto, com uma precisão de 98%. O método proposto permite um rastreio rápido e eficiente de várias doenças e síndromes, em comparação com os métodos convencionais, explorando o desempenho dos modelos de aprendizagem automática [102].

2.5. Medicina personalizada: otimização de tratamentos e protocolos terapêuticos em hematologia

Uma técnica mais sofisticada é a aprendizagem por reforço (RL), que se tornou bastante popular, mas que ainda não foi testada nos cuidados de saúde, e muito menos na hematologia. Na aprendizagem por reforço, um agente executa diferentes operações para interagir com um ambiente de forma a maximizar o seu ganho esperado, à semelhança das situações em que os médicos precisam de ajustar a sua ação (tratamento) de acordo com as condições de um doente (por exemplo, perfil genético). Assim, o RL pode ser utilizado para otimizar o tratamento de doentes com caraterísticas distintas, e o desempenho dos modelos pode ser melhorado através da combinação eficaz do RL com o DL [103].

Muitos problemas de decisão em medicina são intrinsecamente sequenciais. Quando um doente consulta um médico, este tem de decidir qual o tratamento a administrar. Quando o doente regressa, o tratamento administrado anteriormente influencia o estado atual do doente e, consequentemente, a decisão seguinte sobre o tratamento futuro. Este tipo de problema de decisão pode ser modelado e resolvido de forma eficiente através de algoritmos de RL. Ao contrário da maioria dos sistemas de IA implementados em medicina, que ignoram a natureza sequencial das decisões, a RL oferece uma alternativa atractiva ao ter em conta não só o efeito imediato do tratamento, mas também o benefício a longo prazo para o doente. No entanto, a aplicação de algoritmos de RL em hospitais apresenta obstáculos, uma vez que estes algoritmos aprendem geralmente por tentativa e erro, o que não é uma opção prática para tratamentos exploratórios em doentes. Uma questão crucial é também a determinação da recompensa, que influencia o comportamento da política óptima. Apesar destes desafios, há exemplos bem sucedidos de aplicações da RL em medicina, nomeadamente para desenvolver estratégias de tratamento da epilepsia, do cancro do pulmão e da sépsis. Na nefrologia, o tratamento da anemia em doentes em hemodiálise presta-se bem à modelação como um problema de decisão sequencial, em que a RL pode ser utilizada para orientar a administração de agentes estimulantes da eritropoiese [103].

Os investigadores aplicaram também uma técnica de aprendizagem não supervisionada para a classificação hierárquica dos dados de expressão genética. Este método permite agrupar dados semelhantes em clusters sem ter de pré-rotular os dados. Neste caso, os dados de expressão genética foram recolhidos de pacientes com linfoma difuso de grandes células B. Os resultados deste agrupamento hierárquico mostraram que o linfoma podia ser agrupado em dois padrões principais: o centro germinal e a célula B activada. Estes padrões reflectem provavelmente caraterísticas moleculares específicas dos tumores. Estas classificações foram depois associadas à previsão da resposta ao tratamento. Por outras palavras, os subtipos identificados pela classificação hierárquica foram correlacionados com o grau de resposta dos doentes ao tratamento, sugerindo que a classificação baseada na expressão genética pode fornecer informações úteis para prever a eficácia das terapias no linfoma difuso de grandes células B. Este facto realça a importância da análise de dados moleculares para uma compreensão completa dos subtipos de doença e das suas respostas ao tratamento [104].

Atualmente, *o IBM Watson for Oncology* utiliza algoritmos de aprendizagem automática e processamento de linguagem natural do registo médico eletrónico para combinar as caraterísticas do doente e da doença, a literatura publicada, os ensaios clínicos disponíveis e a experiência dos oncologistas para sugerir e classificar as opções de tratamento. [101,105]

Através da análise de dados genéticos e moleculares, a IA pode prever a forma como um doente responderá a um determinado tratamento. Por exemplo, para os doentes com linfoma, os modelos de IA podem ajudar a determinar quais as terapias mais eficazes para perfis genéticos específicos. Isto tornou possível explorar dados oncológicos multidimensionais para prever, por exemplo, a eficácia dos inibidores do ponto de controlo imunitário, que são anticorpos monoclonais de imunoterapia utilizados no tratamento de certos cancros. **[105]**.

2.6. Melhoria da gestão dos dados médicos e dos registos electrónicos

Com o aumento maciço dos dados de saúde gerados por análises biológicas, registos médicos electrónicos e sistemas de imagiologia médica, a IA pode ajudar os profissionais de saúde a utilizar melhor os *"grandes dados"* e a gerir o fluxo destas informações valiosas.

No âmbito de um projeto de hierarquização dos internamentos hospitalares, foi concebida uma ferramenta de gestão baseada num algoritmo de atribuição de uma pontuação a cada internamento hospitalar, a partir das bases de dados do Grupo Hospitalar Paris Saint-Joseph, para ajudar a hierarquizar os motivos de internamento e melhorar a tarifação dos internamentos, nomeadamente no caso das doenças do sangue e dos órgãos hematopoiéticos. O modelo tem em conta o historial do doente e a gravidade da doença para os 1050 internamentos reavaliados, a fim de estimar a duração do internamento necessário e os recursos de gestão que serão posteriormente aplicados a cenários semelhantes. **[106]**.

Outra ferramenta já existente em Boston, desta vez com 2.997.249 casos de hospitalização com duração superior a 21 dias, permite desenvolver um algoritmo de previsão da duração do internamento de futuros doentes através de um método de regressão. Este avanço baseia-se na utilização de dados de

2014 a 2021 para criar este modelo de previsão para os serviços de urgência, que inspirou posteriormente vários grupos hospitalares na **Europa [107]**.

A informação médica pode, por vezes, parecer complexa para os doentes e a IA tornou-se um recurso essencial para compreender o seu próprio estado de saúde. Isto pode ser conseguido através de uma ferramenta desenvolvida pela *Vital* que traduz termos médicos complexos das bases de dados hospitalares numa linguagem simples e compreensível. O modelo utiliza dados previamente recolhidos, como resultados de laboratório ou notas médicas, e associa-os à técnica de PNL para melhorar a compreensão, reduzindo a carga de trabalho e o tempo gasto a explicar diagnósticos e tratamentos **[108,109]**.

3. VANTAGENS E LIMITAÇÕES DA UTILIZAÇÃO DA INTELIGÊNCIA ARTIFICIAL EM HEMATOLOGIA

A IA está a melhorar a qualidade dos cuidados de saúde e a sua integração crescente na medicina do futuro abre novas perspectivas promissoras, nomeadamente para o diagnóstico das doenças do sangue e para a tomada de decisões em condições associadas. No entanto, é fundamental sublinhar que esta tecnologia, que deve ser utilizada no interesse dos médicos e dos doentes, deve ser objeto de uma regulamentação rigorosa para evitar eventuais armadilhas.

3.1. O impacto potencial da inteligência artificial na hematologia

Os progressos tecnológicos prometem avanços significativos em várias áreas-chave da hematologia, nomeadamente a onco-hematologia, o desenvolvimento de células estaminais hematopoiéticas e a deteção de infecções.

3.1.1. Onco-hematologia

A IA alterou recentemente o panorama da investigação oncológica através da utilização de algoritmos de aprendizagem automática. Os estudos baseados na DL e na ML propõem estratégias futuras para desafiar estas patologias de prognóstico negativo através de uma análise ómica aprofundada, da deteção de novos marcadores e da precisão da classificação para uma seleção óptima da terapia e uma melhor avaliação da recidiva e da sobrevivência. [110].

3.1.1.1. Análise multiómica aprofundada

A oncologia baseia-se em sistemas de avaliação baseados em provas para o diagnóstico, o estadiamento e o tratamento do cancro. Estes sistemas desenvolveram-se com a introdução de testes mais avançados, como a sequenciação genética de nova geração. Isto conduziu a uma lista crescente de factores de prognóstico e de previsão, mas a sua complexidade torna-os difíceis de compreender utilizando abordagens tradicionais. A IA oferece uma solução, explorando algoritmos de ML e DL para analisar dados multimodais e identificar padrões complexos (**Figura 24**) [111].

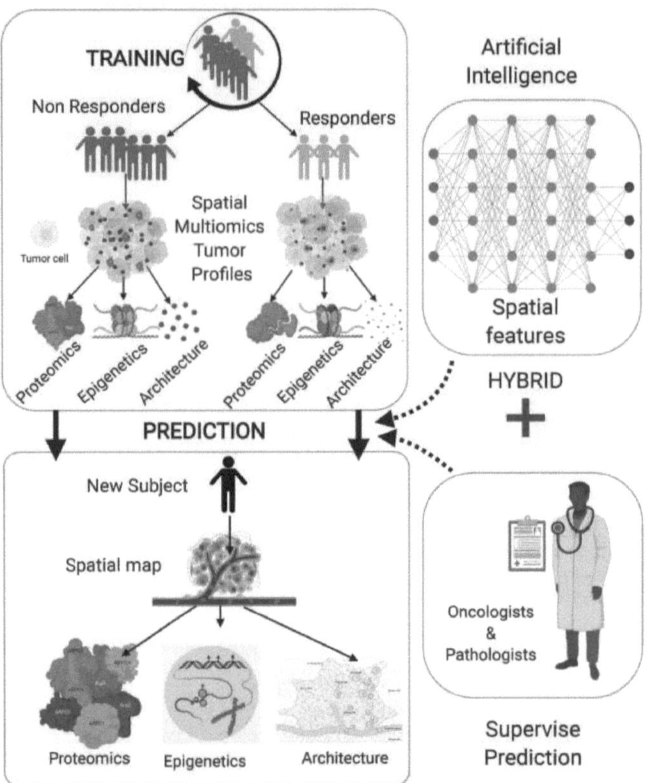

Figura 24Diagnóstico de precisão em oncologia através da integração da inteligência artificial em análises multiómicas. [112]

As amostras e as biópsias são analisadas para caraterizar as composições dos tumores. Como mostra a **Figura 24**, a IA utiliza estes dados para prever planos de tratamento personalizados, supervisionados por especialistas. Os

ensaios clínicos da próxima geração validarão as terapias personalizadas
[112].

Uma estratégia emergente de rastreio do cancro é o desenvolvimento de um
"Atlas Pan-Cancro" baseado na sequenciação do sangue. Este pode também
ser utilizado para deduzir as caraterísticas fenotípicas e funcionais de grupos
de células *"Natural Killer"* (NK) em cada tipo de cancro. Com efeito, foram
aplicados algoritmos de regulação dos factores de transcrição e de previsão
da comunicação celular para compreender os mecanismos das populações de
células NK nos tumores e as suas estratégias de combate às células tumorais
[113]. Estes algoritmos permitem uma análise precisa dos dados genómicos
e transcriptómicos, oferecendo perspectivas promissoras para a deteção
precoce, a classificação dos cancros e a previsão da resposta ao tratamento.

3.1.1.2. Marcadores biológicos

Os recentes avanços nas técnicas de análise molecular, como a citometria de
fluxo multiparamétrica, a espetrometria de massa e a sequenciação
genómica, permitiram a identificação de novos biomarcadores e melhoraram
a nossa compreensão dos mecanismos subjacentes aos cancros do sangue.

Dois outros métodos convencionais para o estudo de biomarcadores no
microambiente tumoral foram grandemente melhorados pela IA, ou seja, a
imunofluorescência (IF) e a imunohistoquímica (IHC). Permitem a medição
de biomarcadores utilizando conjuntos de anticorpos conjugados com
fluorocromos espectrais distintos. Embora tenham sido utilizadas em muitos
projectos clínicos e de investigação, a realização de IF e IHC multiplex
continua a ser crucial para uma investigação celular mais orientada para os
dados em imunologia e biologia do cancro. Para resolver este problema, os
algoritmos de IA desenvolveram ferramentas optimizadas para traçar o perfil
de um painel de mais de 24 biomarcadores em células de doentes com cancro

utilizando técnicas de IF e IHC. Estes métodos de imagiologia de proteínas são os primeiros esforços de uma visão computacional dos biomarcadores proteómicos que está a ter impacto na análise oncológica da próxima geração **[112]**.

Por outro lado, investigadores em oncohematologia e especialistas em IA realizaram um estudo de coorte multicêntrico em 3 centros hospitalares nos EUA em 2019 para destacar a importância das tecnologias de aprendizagem automática na tradução de dados de biomarcadores genómicos em ferramentas clínicas úteis. O estudo da contribuição dos biomarcadores na previsão da resistência a agentes que inibem a metilação do ADN em doentes com síndromes mielodisplásicas permitiu identificar, com um elevado grau de exatidão, a probabilidade de resistência a esta quimioterapia[114]. **[114]**.

3.1.1.3. Ajuda para a classificação

Quando as células sanguíneas são analisadas microscopicamente, particularmente no contexto de linfomas e leucemias, podem existir ligeiras variações morfológicas entre diferentes classes de células. Estas diferenças podem ser difíceis de discernir a olho nu e podem não ser evidentes num exame normal. No entanto, estas subtilezas morfológicas podem ter um significado diagnóstico importante na identificação específica do tipo de célula e da natureza da doença.

Utilizando dados de análises sanguíneas, duas CNN fundidas prometem fornecer a previsão correta do diagnóstico de todos os doentes com leucemia promielocítica e leucemia mieloide. Foram alcançados valores de sensibilidade, especificidade e exatidão de 100%, 92,3% e 93,7%, respetivamente, para a leucemia mieloide. Para a leucemia linfoide, obteve-se uma sensibilidade de 89% e valores de especificidade e exatidão de 100%. Este modelo demonstrou ser capaz de distinguir a doença neoplásica (leucemia) da doença não neoplásica (infecções) e também de reconhecer a linhagem leucémica [115].

Outro grande desafio diagnóstico na caraterização das variantes morfológicas dos elementos do sangue periférico é a deteção de displasia. A identificação destas anomalias é essencial para o diagnóstico das síndromes mielodisplásicas e de outras doenças associadas.

A hipogranularidade citoplasmática dos neutrófilos associada à síndrome mielodisplásica pode apresentar níveis elevados de variabilidade interobservador. As previsões baseadas em LD poderiam fornecer ferramentas objectivas adicionais para resolver esta questão. *O "DysplasiaNet"* é um modelo CNN que foi concebido e treinado para o reconhecimento automático da hipogranularidade citoplasmática em neutrófilos displásicos. Este modelo LD será capaz de os identificar de forma consistente a partir de imagens digitais de esfregaços de sangue. As imagens das células obtidas são submetidas a uma redução da dimensionalidade utilizando a técnica t-SNE para obter duas

Aglomerados polinucleares: normais ou displásicos [116].

3.1.1. Células estaminais hematopoiéticas

Um dos desafios actuais no estudo dos mecanismos fisiológicos humanos e das patologias associadas é a falta de modelos que reproduzam com precisão as funções complexas dos órgãos humanos. A procura de experiências em modelos de órgãos humanos em vez de estudos de validação em animais é uma proposta que está a surgir como parte dos esforços para reduzir, substituir e aperfeiçoar (os 3Rs) a utilização de animais na investigação biomédica. Dispositivos que recriam os microambientes celulares de órgãos humanos específicos, permitindo estudar as interações celulares, as respostas aos medicamentos e os mecanismos das doenças de uma forma mais precisa e relevante do que os modelos animais tradicionais. Os avanços tecnológicos permitiram aos cientistas reproduzir melhor o microambiente das células humanas utilizando bioreactores que mantêm certas propriedades das células estaminais hematopoiéticas (HSC) **[117]**.

A compreensão dos mecanismos que regulam os HSC abre caminho a novas aplicações potenciais da IA na modelação das complexas redes moleculares que controlam o destino dos HSC, a fim de identificar novos alvos terapêuticos ou otimizar os protocolos de diferenciação in vitro.

3.1.1.1. Medula óssea em três dimensões

Avanços recentes permitiram gerar um protocolo in vitro para a obtenção de um sistema minimalista e normalizado, fácil de montar e com caraterísticas de uma estrutura semelhante à medula óssea, combinando diferentes populações celulares, reflectindo a heterogeneidade do tecido da medula óssea in vivo. Esta estrutura tridimensional (3D) semelhante à medula óssea, montada com partículas à base de fosfato de cálcio e linhas de células humanas representativas do microambiente da medula óssea, permite monitorizar uma grande variedade de processos biológicos através da combinação ou substituição de diferentes populações de células primárias no sistema. As estruturas 3D finais podem então ser colhidas para análise de imagens por computador **[118]**. A partir deste modelo 3D, é possível substituir cada tipo de célula por células primárias, normais ou patológicas, ou mesmo adicionar outros tipos de células para melhorar as propriedades biomiméticas, como células imunitárias, adipócitos ou fibroblastos. A adição de outros tipos de células poderia facilitar o estudo de outros problemas, como a extensão da inflamação local na medula óssea ou a resistência à imunoterapia **[118]**.

3.1.1.2. Hematopoiese *ex-vivo*

O estudo da hematopoiese, quer seja normal ou patológica, é complexo e exige uma abordagem multidisciplinar. Foram desenvolvidos modelos matemáticos para compreender a dinâmica celular, o desenvolvimento do cancro e a eficácia dos tratamentos. Com estes modelos, calibrados com base em dados experimentais, é possível estudar o processo completo da hematopoiese. A modelização da hematopoiese alterada, nomeadamente no caso dos cancros do sangue, pode revelar os tipos de células envolvidas nas disfunções, oferecendo assim pistas terapêuticas. Embora a biologia das células cancerosas seja mais complexa do que a dos modelos, estes últimos concentram-se nos parâmetros-chave que influenciam a dinâmica das doenças malignas hematológicas, permitindo destacar as caraterísticas das células mutantes que podem ser alvo de tratamentos para restaurar a hematopoiese normal [119].

Por outro lado, foi demonstrado que o envelhecimento do microambiente da medula óssea contribui de forma crítica para o declínio da função das HSC ao longo do tempo. Paradoxalmente, enquanto algumas estruturas da medula óssea se degradam com a idade e afectam negativamente a função das células hematopoiéticas, outras células e sinais específicos são preservados para manter a função e a capacidade regenerativa das células hematopoiéticas. As técnicas de sequenciação genómica de uma única célula, a transcriptómica espacial e a implementação de inteligência artificial e de abordagens de DL para a análise e integração de dados tiveram recentemente um impacto exponencial na compreensão deste sistema biológico. Por exemplo, o desenvolvimento de sistemas de co-cultura que imitam a MO *ex vivo* realça a importância das novas tecnologias para elucidar a complexidade do seu mecanismo de envelhecimento [120].

3.1.2. Diagnóstico hematológico das infecções

Um exemplo de uma ferramenta revolucionária na deteção de infecções hematológicas foi concebido para rastrear rapidamente uma lâmina de esfregaço espessa em busca de parasitas. Trata-se de uma aplicação DL para smartphones capaz de detetar parasitas da malária, associada a um modelo CNN. O sistema envolve um smartphone que capta uma imagem do esfregaço de sangue através da lente do microscópio e analisa-a utilizando a aplicação. A precisão da deteção é estimada em 97,26%, com uma especificidade e uma sensibilidade muito elevadas. Este facto é explicado pela AUC, que é próxima de um na **Figura 25**, demonstrando o elevado desempenho do modelo. **[121]**.

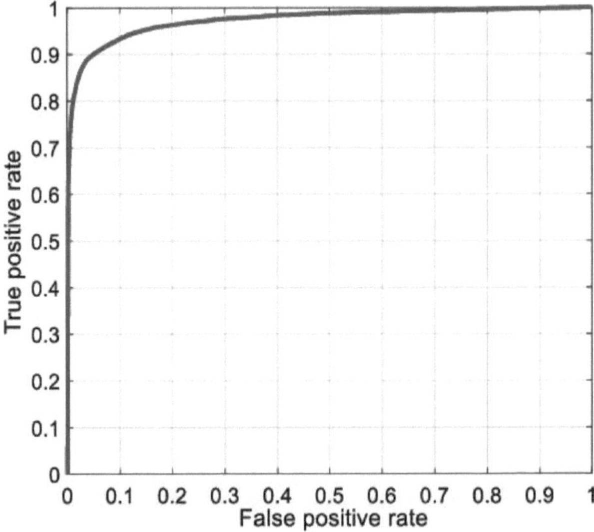

Figura 25Curva de sensibilidade versus especificidade do sistema de deteção de eritrócitos infectados com malária a partir de um esfregaço espesso utilizando uma aplicação móvel. [121]

Uma outra ferramenta de aprendizagem automática desenvolvida em janeiro de 2024 por investigadores do Laboratoire de biologie des microorganismes et biotechnologie de Oran e da École nationale d'électronique et des télécommunications de Sfax utilizou um modelo de regressão linear para detetar a tuberculose pulmonar e extra-pulmonar com base em dados hemográficos e sociodemográficos. Isto permitirá criar métodos de diagnóstico que sejam simultaneamente muito eficazes e económicos, especialmente tendo em conta que os países mais afectados são os que têm baixos rendimentos **[122]**.

3.2. Perspectivas e evolução futura

Embora o cérebro humano seja extremamente poderoso, tem limitações em termos de capacidade de processamento de informação e de memória, em comparação com um computador. Por conseguinte, a IA desempenha um papel crucial no apoio à inteligência humana para produzir resultados fiáveis, permitindo diagnósticos mais rápidos e precisos e melhores cuidados aos doentes. Além disso, a IA oferece perspectivas promissoras no tratamento de grandes quantidades de dados, o que é essencial para o progresso científico, permitindo aos investigadores progredir mais rapidamente na compreensão da evolução das doenças, no diagnóstico, na personalização dos tratamentos e mesmo na previsão e prevenção de certas patologias **[123]**.

3.2.1. Desempenho do bioanalisador

A inter-relação entre a IA e os instrumentos de análise biológica é muito estreita na bioengenharia médica. Estes instrumentos geram uma grande variedade de dados complexos, como dados espectrais, de espetrometria de massa e electroquímicos. Os algoritmos de IA podem processar estes dados identificando tendências, caraterísticas e diferenças entre amostras. Também facilitam o reconhecimento de padrões e a classificação de instrumentos analíticos para diagnosticar as capacidades dos analisadores, monitorizando os dados de desempenho e oferecendo recomendações de utilização **[17]**.

Esta sinergia entre a IA e as ferramentas de análise permite consolidar e analisar os dados a nível mundial, ajudando os investigadores a otimizar o desempenho dos bioanalisadores e a aumentar os seus campos de utilização. O Analisador Bioquímico Automático AU5800 é um exemplo avançado deste facto. Amplamente utilizado para realizar muitos tipos de testes bioquímicos de rotina, os investigadores sugerem que é possível alargar a sua utilização em hematologia para refletir o grau de hemólise dos glóbulos vermelhos, através de uma análise completa das constantes biológicas envolvidas. Além disso, poderá ser capaz de monitorizar os resultados dos testes em tempo real, identificando condições anómalas e tomando medidas automáticas. Isto melhorará a eficiência das análises laboratoriais e a exatidão dos resultados, ajudará a identificar potenciais factores de risco de doença e a prever antecipadamente o desenvolvimento da doença, facilitando a intervenção e o diagnóstico precoces em caso de síndrome hemolítico **[124]**.

Uma nova metodologia que combina a utilização de uma unidade microfluídica com a análise de dados de aprendizagem automática a partir de imagens gravadas em vídeo vai permitir avaliar anomalias na plasticidade dos glóbulos vermelhos em doentes com anemia hemolítica hereditária rara. Esta técnica promete diferenciar a doença falciforme, a talassemia e a esferocitose hereditária através de uma melhor caraterização dos glóbulos vermelhos na anemia hemolítica autoimune, o que permitirá estratificar os doentes de acordo com a gravidade e/ou a resposta ao tratamento **[125]**.

3.2.2. A promessa da medicina de precisão

É evidente que os modelos baseados em IA não irão substituir os hematologistas no diagnóstico e na escolha da terapêutica, mas sim ajudá-los e libertá-los de tarefas redundantes e morosas. Isto permitirá aos hematologistas concentrarem-se em casos complexos e em tarefas que exigem competências humanas únicas.

Na biomedicina, o objetivo é manter-se na vanguarda desta tendência, como sugerem as previsões para 2025, que colocam o domínio médico como o que regista o maior crescimento de dados. Este engloba principalmente três tipos de dados, descritos no **Quadro VI [126].**

Tabela VIDescrições e interesses dos diferentes tipos de dados médicos [126]

Tipo de dados	Descrição
Dados genómicos	Bancos de genes: Uma coleção de sequências genéticas armazenadas para investigação ou análise.
	Genomas: sequências completas do material genético de um indivíduo, que podem ser utilizadas para estudos ómicos.
Dados biométric os	Parâmetros cardiovasculares e metabólicos Controlo das funções orgânicas (renal, hepática, tiroideia) Hemograma e parâmetros hemodinâmicos
Dados clínicos	Historial médico Resultados dos testes laboratoriais Imagens radiográficas:

Esta abundância de informação transformou a forma como as experiências são conduzidas, passando de pequenas para grandes populações, gerando mais resultados que exigem uma análise holística [126].

Graças aos progressos da IA, nomeadamente a utilização de redes neuronais artificiais e de abordagens de aprendizagem supervisionadas ou não supervisionadas, é possível integrar e analisar eficazmente estes vastos conjuntos de dados. Esta análise permite estratificar os doentes em subgrupos homogéneos, denominados endótipos, com base nos mecanismos fisiopatológicos subjacentes. Esta estratificação oferece perspectivas para a medicina de precisão, em que os tratamentos podem ser adaptados de acordo com as caraterísticas específicas de cada subgrupo de doentes [127].

3.2.3. Descoberta de novas vias terapêuticas

Outra aplicação importante da modelização de doenças é a identificação de potenciais alvos terapêuticos. Ao analisar os dados moleculares através da modelização, os investigadores podem identificar os genes ou as proteínas que desempenham um papel central na regulação dos sistemas biológicos afectados pela doença. Estas moléculas identificadas constituem alvos terapêuticos promissores para o desenvolvimento de novos medicamentos **[127].**

Foram utilizadas análises computacionais avançadas para identificar e otimizar potenciais fármacos que podem visar especificamente os alvos terapêuticos identificados. São utilizados algoritmos sofisticados para selecionar as moléculas químicas ou os compostos biológicos mais promissores e depois optimizá-los para melhorar as suas propriedades farmacológicas. **[128].**

A IA também facilita a conceção, a implementação e a monitorização de ensaios clínicos que avaliam novos medicamentos. Permite uma melhor seleção dos doentes e dos locais de estudo, bem como análises avançadas dos dados gerados durante os estudos clínicos e a avaliação in silico dos medicamentos. As simulações de ensaios clínicos baseadas em modelos de IA oferecem perspectivas promissoras para reduzir os custos e o tempo associados aos ensaios clínicos, melhorando simultaneamente a sua conceção e a probabilidade de sucesso (**Figura 26**) **[127].**

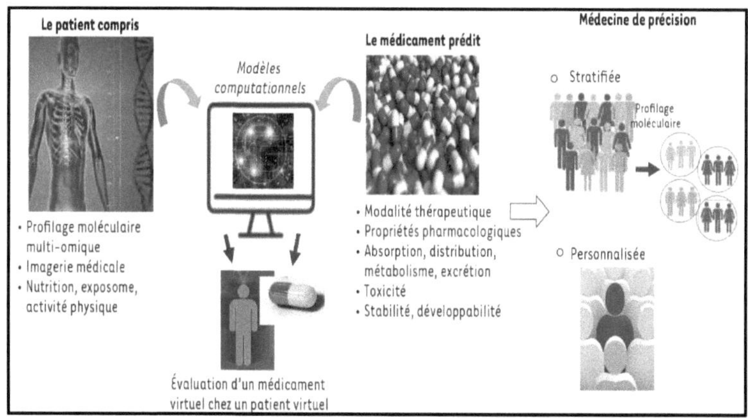

Figura 26A inteligência artificial computacional e a previsão de regimes de tratamento de precisão [127]

3.3. Os desafios éticos e científicos da inteligência artificial

Em contextos médicos, a integração da IA aumenta a precisão dos diagnósticos, reduz os custos globais dos cuidados de saúde, facilita a partilha de informações e melhora os tratamentos específicos. No entanto, o desenvolvimento de sistemas de IA na prática clínica apresenta um conjunto único de desafios que devem ser abordados para garantir a sua precisão e fiabilidade.

A IA no domínio da medicina é esperada pela sua capacidade de detetar rapidamente problemas complexos, promovendo assim a medicina preventiva. No entanto, a sua adoção crescente suscita preocupações éticas e jurídicas, nomeadamente no que diz respeito ao consentimento do doente para a utilização dos seus dados, à responsabilidade dos profissionais de saúde em relação à IA e às implicações das suas previsões sobre o estado de saúde do doente. No entanto, a utilização desta poderosa tecnologia deve ser justificada pelo seu benefício para os prestadores de cuidados e os doentes, e o seu desenvolvimento e utilização devem ser estritamente regulamentados para evitar abusos [123].

3.3.1. Falhas técnicas e grau de fiabilidade dos resultados

Um estudo recente que envolveu 457 médicos de 13 estados dos EUA explorou o seu desempenho de diagnóstico quando lhes foi pedido que respondessem a uma vinheta clínica relacionada com dificuldades respiratórias, sem assistência ou com o apoio de um sistema de IA para interpretar radiografias torácicas. O estudo mostrou que o desempenho do diagnóstico melhorou ligeiramente com a assistência da IA, mas também, o que é preocupante, que quando o sistema de IA era tendencioso, o desempenho do diagnóstico piorava significativamente. Por conseguinte, mesmo para os profissionais de saúde, o apoio da IA ao diagnóstico de casos clínicos complexos e à tomada de decisões deve ser adotado com cautela, monitorizando rigorosamente o desempenho do sistema [92].

Apesar dos resultados promissores obtidos graças às arquitecturas complexas das redes neuronais artificiais, há ainda vários desafios a resolver para a aplicação clínica da aprendizagem profunda nos cuidados de saúde.

3.3.1.1. Volume de dados

DL refere-se a um conjunto de modelos computacionais muito intensivos. Um exemplo típico é o das redes neurais *"multicamadas"* totalmente ligadas, em que muitos parâmetros da rede têm de ser estimados corretamente. A base para atingir este objetivo é a disponibilidade de uma enorme quantidade de dados. No entanto, os cuidados de saúde são uma área diferente, com cerca de 7,5 mil milhões de pessoas no mundo (em setembro de 2016), uma grande parte das quais não tem acesso a cuidados de saúde primários [129]. Por conseguinte, não podemos obter tantos doentes como gostaríamos para treinar um modelo de aprendizagem profunda abrangente e direcionado. Além disso, a compreensão das doenças e da sua variabilidade é muito mais complicada do que noutras tarefas, como o reconhecimento de imagens ou da fala. Consequentemente, do ponto de vista dos megadados, a quantidade de dados médicos necessários para treinar um modelo de aprendizagem profunda eficaz e robusto seria muito maior em comparação com outros meios [129].

3.3.1.2. Qualidade dos dados

Ao contrário de outros domínios em que os dados são limpos e bem estruturados, os dados relativos aos cuidados de saúde são altamente heterogéneos, ambíguos e incompletos. Treinar um bom modelo de DL com conjuntos de dados tão maciços e variados é um desafio e requer ter em conta várias questões, como a escassez de dados, a redundância e os valores em falta. Por conseguinte, é essencial garantir que os dados utilizados para treinar os algoritmos de IA sejam de elevada qualidade, sem enviesamentos, e incluam variações entre os históricos dos doentes e as condições **clínicas** **[130]**. Por outro lado, nalgumas situações em que a incidência de doenças hematológicas é rara, pode não estar disponível informação representativa para desenvolver modelos baseados em IA para previsão, diagnóstico e estratificação do risco. Um exemplo possível poderia ser o linfoma ocular *do tecido linfoide associado à mucosa* (MALT) e outros linfomas, como o linfoma enteropático de células T. Nestas condições, a IA falha devido à sua incapacidade de obter a solução global para o problema e tende a manter-se limitada devido à dimensão e à qualidade dos dados **[130]**.

3.3.1.3. Tempo

As doenças progridem e evoluem sempre ao longo do tempo de forma imprevisível. No entanto, muitos modelos de aprendizagem profunda existentes, incluindo os já propostos no domínio médico, assumem entradas baseadas em vectores estáticos, que não conseguem lidar com o fator tempo de uma forma natural. A conceção de abordagens de aprendizagem profunda capazes de lidar com as variações temporais da saúde é um aspeto importante que exigirá o desenvolvimento de soluções inovadoras **[129]**.

3.3.1.4. Interpretabilidade

Embora os modelos de LD tenham sido bem sucedidos em muitas áreas de aplicação, são frequentemente comparados a caixas negras cujos pormenores de funcionamento não são elucidados. No entanto, nos cuidados de saúde, não só o desempenho algorítmico quantitativo é importante, como também o raciocínio subjacente aos algoritmos. De facto, essa interpretabilidade do modelo (ou seja, fornecer, por exemplo, quais os fenótipos que influenciam as previsões) é crucial para convencer os profissionais de saúde das acções recomendadas pelo sistema de previsão (por exemplo, prescrição de um medicamento específico, risco potencialmente elevado de desenvolver uma determinada doença) [129].

Em alguns casos, os dados de origem utilizados para desenvolver um modelo podem apresentar uma variabilidade significativa intra-observador ou intra-institucional, tornando difícil estabelecer uma referência fiável para avaliar o desempenho do modelo. Nessas situações, a ausência de um padrão de referência fiável limita a fiabilidade do modelo [131].

Além disso, a maioria dos estudos baseados na aprendizagem automática são efectuados com conjuntos de dados de uma única instituição, o que constitui uma limitação potencial importante à sua generalização. "*O Watson for Oncology*, um projeto da *International Business Machines Corporation* desenvolvido como um sistema de apoio para oncologistas, é um exemplo notável. Embora *o Watson for Oncology* possa integrar várias fontes de informação (dados de registos médicos electrónicos e literatura sobre oncologia) nas suas decisões, os estudos sobre a sua utilização clínica assinalaram limitações na sua capacidade de adaptar as suas recomendações às práticas locais, aos doentes mais idosos e aos casos medicamente complexos ou ambíguos. [132]. Este exemplo realça a importância de ter em conta os dados de resultados utilizados para treinar um modelo, bem como o desafio associado à implantação de um modelo em novos ambientes.

A falta de interpretabilidade dos modelos de AM preditivos deve suscitar cautela, especialmente quando as decisões tomadas podem ter impacto na saúde e na vida dos doentes. De facto, os modelos de IA carecem frequentemente do contexto clínico mais vasto que é relevante para os cuidados dos doentes [92].

3.3.2. Questões éticas: a tomada de decisões e a ameaça à equidade

Para desenvolver uma IA responsável e ética, é essencial dar prioridade às necessidades dos médicos e dos doentes. A pressão económica nunca deve ditar o desenvolvimento e a utilização de modelos de IA. **[123]**.

No entanto, é essencial sublinhar que a utilização destas tecnologias deve ser acompanhada de uma vigilância ética e da consideração das questões de confidencialidade dos dados, garantindo assim que estes avanços beneficiem tanto os indivíduos como a sociedade em geral.

medida que os dados se tornam cada vez mais pormenorizados e se torna evidente a necessidade de partilhar dados entre instituições, a privacidade dos doentes e os direitos dos dados também têm de ser considerados. Mesmo no caso de dados supostamente desidentificados, existe a preocupação de que as informações pessoais possam potencialmente ser inferidas a partir de modelos de LD publicamente disponíveis, expondo um conflito entre o desejo de tornar a aprendizagem automática útil para a comunidade médica no seu conjunto e a necessidade de proteger a privacidade dos doentes que contribuem para os esforços de investigação. Além disso, no caso dos conjuntos de dados que contêm informações genómicas altamente pormenorizadas, é questionável se é possível uma verdadeira anonimização; o consentimento dos doentes é então essencial para garantir a ética médica **[129]**.

Para que a IA possa estar ao serviço dos doentes, a gestão dos dados deve ser rigorosamente regulamentada para evitar qualquer abuso na sua utilização. A Commission Nationale de l'Informatique et des Libertés (CNIL), num relatório de 2017, destacou os dois princípios fundamentais para a utilização da IA em contextos médicos, sublinhando que o interesse dos utilizadores deve prevalecer sobre qualquer outra consideração **[133]**. O primeiro princípio é o da equidade dos algoritmos, que devem ser justos para os utilizadores enquanto cidadãos e não apenas enquanto consumidores, tendo em conta os impactos colectivos e não apenas individuais. O segundo princípio é o da vigilância, que implica uma avaliação regular e deliberativa dos algoritmos, envolvendo todos os intervenientes através de comités de ética. Para pôr em prática estes princípios, o relatório prevê a necessidade de formação ética para todos os intervenientes na cadeia algorítmica e uma maior transparência dos sistemas nas empresas através de comités de ética [133].

3.3.3. Questões jurídicas relacionadas com as aplicações no domínio dos cuidados de saúde

Os possíveis erros ou abusos da IA na medicina estão a suscitar um apelo a uma regulamentação rigorosa, tanto por parte das sociedades científicas como das autoridades governamentais. Estes regulamentos visam assegurar uma monitorização contínua, combinando mecanismos integrados para actualizações regulamentares rápidas, a fim de orientar o progresso contínuo das capacidades de IA na medicina e na ciência. Com efeito, o Presidente Biden emitiu um decreto presidencial sobre as implicações da IA para as organizações de saúde em 30 de outubro de 2023, instando as agências a estabelecer normas para a utilização segura e fiável da IA [123]. Além disso, a União Europeia desenvolveu regras para a utilização da IA que serão adoptadas em breve, e a Organização Mundial de Saúde publicou um documento pormenorizado sobre considerações regulamentares para a utilização da IA nos cuidados de saúde [134]. O acompanhamento cuidadoso da evolução das implicações da utilização da IA nos cuidados de saúde e na investigação, com o estabelecimento de limites para evitar abusos, equilibrando a sensibilização para os benefícios e avanços consideráveis que a IA pode trazer, parece ser a melhor abordagem para enquadrar a aplicação desta tecnologia revolucionária no domínio médico, sem sufocar o seu potencial inovador e benéfico [92].

A Comissão Europeia está atualmente a debater a questão da atribuição de personalidade jurídica aos robôs, à semelhança dos textos existentes, como a Diretiva 85/374/CEE relativa à responsabilidade decorrente dos produtos defeituosos, [135] não estão adaptados ao desenvolvimento da IA.

Os defensores de uma regulamentação rigorosa sugerem um processo semelhante aos controlos aplicados na comercialização de dispositivos médicos ou medicamentos. Argumentam que, sem um rigor científico extremo, o risco de expor os pacientes a erros potencialmente fatais seria demasiado elevado. [123].

O desafio futuro será provavelmente a supervisão humana dos desenvolvimentos da IA, aquilo a que o Dr. D. Gruzon chama "a garantia humana". Isto traduz-se na supervisão humana de qualquer utilização da tecnologia digital na saúde, envolvendo três actores principais: o doente, que deve ser informado de qualquer ato baseado em algoritmos de IA; os profissionais de saúde, que devem dominar os limites e as utilizações destes sistemas; e os criadores de IA, que devem garantir que os modelos são explicáveis. [136].

CONCLUSÃO

A crescente integração da IA na medicina em geral e na hematologia em particular está a abrir caminho a uma profunda transformação das práticas médicas, com potenciais benefícios em termos de redução dos tempos e custos de diagnóstico e de previsão de patologias e tratamentos específicos.

A utilização destas tecnologias inovadoras nos laboratórios de hematologia oferece a promessa de normalização, maior eficiência dos processos e redução da carga de trabalho do pessoal em tarefas repetitivas e automatizáveis. Isto liberta recursos valiosos que podem ser reafectados a actividades mais importantes, como os cuidados aos doentes, a investigação e desenvolvimento e a melhoria contínua dos processos.

No entanto, não pode substituir completamente os profissionais de saúde devido às suas limitações, como as bases de dados limitadas, o risco de erros e a necessidade de uma validação clínica rigorosa. É imperativo que todos os intervenientes (investigadores, profissionais e doentes) abordem estes desafios com prudência e ética, a fim de maximizar os benefícios e minimizar os riscos. Para tal, é necessária uma regulamentação específica rigorosa que regule a sua utilização em medicina e garanta a fiabilidade dos resultados e o respeito da confidencialidade. Para progredir neste domínio, é necessária mais investigação e a IA deve ser integrada na formação médica dos clínicos e dos profissionais de saúde.

O futuro da hematologia será profundamente influenciado pela IA. Se continuarmos a explorar e a explorar as possibilidades oferecidas por esta tecnologia, é possível melhorar significativamente os cuidados prestados aos doentes, fazer avançar a investigação médica e abrir novas perspectivas de inovação no domínio da medicina.

REFERÊNCIAS

1. Obstfeld AE. Hematologia e aprendizagem automática. J Appl Lab Med. 2023;8(1):129-44.

2. Bajwa J, Munir U, Nori A, Williams B. Inteligência artificial na saúde: transformando a prática da medicina. Future Healthc J. 2021;8(2):188-94.

3. Charles YP, Lamas V, Ntilikina Y. Inteligência artificial e algoritmos de tratamento em cirurgia da coluna vertebral. Rev Chir Orthop Traumatol. 2022;108(6):147-55.

4. De Sousa Cardoso C, Galou E, Kervella A, KwoK P. Poder dos dados: compreender e explorar o valor dos dados. Paris: Eyrolles; 2020.

5. Brunelle F, Brunelle P. Inteligência artificial e imagiologia médica: definição, estado da arte e perspectivas. Bull Acad Natl Med. 2019;203(8):683-7.

6. Jean A. Uma breve introdução à inteligência artificial. Med Sci. 2020;36(11):1059-67.

7. Ascoli S. Compreender a revolução da inteligência artificial. Paris: Editions First; 2020.

8. Janiesch C, Zschech P, Heinrich K. Aprendizagem automática e aprendizagem profunda. Electron Mark. 2021;31(3):685-95.

9. Alassadi A, Ivanauskas T. Desempenho de classificação entre aprendizado de máquina e programação tradicional em java [Tese]. Kristianstad, Suécia: Faculdade de Ciências Naturais; 2019.

10. Chrisley R, Begeer S. Artificial intelligence: Critical concepts. Reino Unido: Taylor & Francis; 2000.

11. Touzet C. Redes neurais artificiais, introdução ao conexionismo [Online]. 2016 [Acedido em 02/06/2024]. Disponível em: https://amu.hal.science/hal-01338010/document

12. Tano AJ. Tradução automatizada de línguas africanas. Cas du lingala [Mestrado em Ciência de Dados]. Cote D'ivoire: Ministério do Ensino Superior e da Investigação Científica; 2020.

13. Xu M, Jin J, Wang G, Segers AJ, Deng T, Lin H. Correção de enviesamento baseada na aprendizagem automática para modelos numéricos de transporte químico. Atmos Environ. 2021;248:118022.

14. Kimura K, Tabe Y, Ai T, Takehara I, Fukuda H, Takahashi H, et al. Um novo sistema automatizado de análise de imagens usando redes neurais convolucionais profundas pode ajudar a diferenciar MDS e AA. Sci Rep. 2019;9:13385.

15. Botros J, Mourad-Chehade F, Laplanche D. Estratificação automática da insuficiência cardíaca utilizando uma rede neural convolucional. In: Colloque en TéléSANté et dispositifs biomédicaux, Université Paris 8, CNRS" Jun 2023, Paris Saint Denis, França. ffhal-04220664f

16. Li Y, Su H, Qi CR, Fish N, Cohen-Or D, Guibas LJ. Embeddings conjuntos de formas e imagens através da purificação de imagens CNN. ACM Trans Graph. 2015;34(6):1-12.

17. Gavas E, Olpadkar K. CNNs profundas para classificação de células de sangue periférico [Preprint]. arXiv; 2021. https://doi.org/10.48550/arXiv.1909.09586

18. Poitier P. Automatic segmentation of Belgian French sign language using recurrent neural networks [Dissertação]. Bruxelas: Université de Namur; 2022.

19. Balcerac A, Tervil B, Vayatis N, Ricard D. Fundamentos da aprendizagem automática para neurologistas. Prat Neurol. 2023;14(4):225-36.

20. Bokka KR, Hora S, Jain T, Wambugu M. Aprendizagem profunda para processamento de linguagem natural. Birmingham: Packt Publishing; 2019.

21. Vaswani A, Shazeer N, Parmar N, Uszkoreit J, Jones L, Gomez AN, et al. Atenção é tudo o que você precisa. Adv Neural Inf Process Syst. 2017;30:1-11.

22. He K, Gan C, Li Z, Rekik I, Yin Z, Ji W, et al. Transformadores na análise de imagens médicas. Intell Med. 2023;3(1):59-78.

23. Chu Y, Zhang Y, Wang Q, Zhang L, Wang X, Wang Y, et al. Um modelo baseado em transformador para prever a ligação peptídeo-HLA classe I e otimizar peptídeos mutantes para a conceção de vacinas. Nat Mach Intell. 2022;4(3):300-11.

24. Staudemeyer RC, Morris ER. Entendendo o LSTM - um tutorial sobre redes neurais recorrentes de memória de longo prazo de curto prazo [Preprint]. ArXiv: 2019. Doi:10.48550/arXiv.1909.09586

25. Levasseur Y. Técnicas de inteligência artificial para a classificação de objectos biológicos em imagens bidimensionais [Tese de Mestrado em Engenharia]. Québec: Université de Québec; 2008.

26. Liang J. Matriz de confusão: aprendizagem automática. POGIL Act Clgh. 2022;3(4):1-6.

27. Zemouri R, Devalland C, Valmary-Degano S, Zerhouni N. Inteligência artificial: que futuro na anatomia patológica? Ann Pathol. 2019;39(2):119-29.

28. Dai Y, Gao Y, Liu F. TransMed: Transformers advance multi-modal medical image classification. Diagnostics. 2021;11(8):1-15.

29. Joumaa H, Sigogne R, Maravic M, Perray L, Bourdin A, Roche N. Inteligência artificial para diferenciar asma de DPOC em bancos de dados médico-administrativos. BMC Pulm Med. 2022;22(1):1-9.

30. Fahrmeir L, Kneib T, Lang S, Marx B. Regressão: Modelos, métodos e aplicações. Berlim, Heidelberg: Springer; 2013.

31. Cornillon PA, Matzner-Løber É. Regressão linear simples. In: Cornillon PA, Matzner-Løber É, editores. Regression: Theory and applications. Paris: Springer; 2007. p. 1-32.

32. Lajugie R. Da regressão linear à inteligência artificial [Online]. 2019 [Acedido em 27/02/2024]. Disponível em: https://remi-lajugie.fr/docs/regression.pdf

33. Hicham. Formulação e desempenho da regressão linear simples e múltipla [Online]. 2022 [Acedido em 27/02/2024]. Disponível em: https://cours-maths-python.com/formulation-performances-regression-lineaire-simple-multiple/

34. Marzell T. Clustering mit Machine Learning - Ein ausführlicher Leitfaden [Online]. 2021 [Acedido em 19/05/2024]. Disponível em: https://rocketloop.de/de/blog/clustering-machine-learning-ausfuhrlicher-leitfaden/

35. Karim MR, Beyan O, Zappa A, Costa IG, Rebholz-Schuhmann D, Cochez M, et al. Abordagens de agrupamento baseadas em aprendizagem profunda para bioinformática. Brief Bioinform. 2021;22(1):393-415.

36. Ramesh KK, Kumar GK, Swapna K, Datta D, Rajest SS. Uma revisão dos algoritmos de segmentação de imagens médicas. Health Technol. 2021;7(27):1-9.

37. Ayesha S, Hanif MK, Talib R. Overview and comparative study of dimensionality reduction techniques for high dimensional data (Visão

geral e estudo comparativo das técnicas de redução da dimensionalidade para dados de elevada dimensão). Inf Fusion. 2020;59:44-58.

38. Journaux L. Análise multiespectral de imagens de satélite e análise multi-tabelas: aplicação à distribuição das populações de aves e à estrutura da paisagem [Tese]. Bourgogne : Ecole Doctorale Buffon ; 2006.

39. Zimmer M. Aprendizagem por reforço no desenvolvimento [Tese]. Lorena: Universidade de Lorena; 2018.

40. Botvinick M, Wang JX, Dabney W, Miller KJ, Kurth-Nelson Z. Aprendizagem por reforço profundo e suas implicações neurocientíficas. Neurónio. 2020;107(4):603-16.

41. Youcef Z, Couturier P. Abordagem de aprendizagem distribuída. Aplicação ao controlo da trajetória de um robô hexápode. J Eur Sys Automat. 2005;39:1-29.

42. Lauriola I, Lavelli A, Aiolli F. Uma introdução à aprendizagem profunda no processamento de linguagem natural: modelos, técnicas e ferramentas. Neurocomputação. 2022;470:443-56.

43. Borrego-Díaz J, Galán-Páez J. Inteligência artificial explicável na ciência dos dados. Minds Machines. 2022;32(3):485-531.

44. Shouval R, Fein JA, Savani B, Mohty M, Nagler A. Aprendizagem de máquinas e inteligência artificial em hematologia. Br J Haematol. 2021;192(2):239-50.

45. Acevedo A, Alférez S, Merino A, Puigví L, Rodellar J. Reconhecimento de imagens de células sanguíneas periféricas utilizando redes neurais convolucionais. Comput Methods Programs Biomed. 2019;180:1-16.

46. Gedefaw L, Liu CF, Ip RK, Tse HF, Yeung MH, Yip SP, et al. Citologia diagnóstica assistida por inteligência artificial e testes genómicos para doenças hematológicas. Cells. 2023;12(13):1-28.

47. Ahmed I, Balestrieri E, Tudosa I, Lamonaca F. Segmentation techniques for morphometric measurements of blood cells: Overview and research challenges (Técnicas de segmentação para medições morfométricas de células sanguíneas: visão geral e desafios de investigação). Meas Sens. 2022;24:1-12.

48. Rodellar J, Alférez S, Acevedo A, Molina A, Merino A. Processamento de imagens e aprendizado de máquina na análise morfológica de células sanguíneas. Int J Lab Hematol. 2018;40(1):46-53.

49. Software de proficiência em visão Cella. Fluxo de trabalho [Online]. 2024 [Acedido em 12/03/2024]. Disponível em: https://cellavision-proficiency.com/workflow/

50. Surcouf C, Delaune D, Samson T, Foissaud V. Análise de imagens em citologia hematológica: sistema automatizado CellaVision DM96 TM. Ann Biol Clin. 2009;67(4):419-24.

51. Katz BZ, Feldman MD, Tessema M, Benisty D, Toles GS, Andre A, et al. Avaliação do Scopio Labs X100 Full Field PBS: A primeira visualização de campo completo de alta resolução de amostras de sangue periférico combinada com análise morfológica baseada em inteligência artificial. Int J Lab Hematol. 2021;43(6):1408-16.

52. Scopio. Ver mais. Faça mais. Diagnosticar mais depressa [Online]. 2021 [Acedido em 16/04/2024]. Disponível em: https://scopiolabs.com/peripheral-blood-smear/

53. Bruegel M, George TI, Feng B, Allen TR, Bracco D, Zahniser DJ, et al. Avaliação multicêntrica do analisador de hematologia integrado cobas m 511. Int J Lab Hematol. 2018;40(6):672-82.

54. Zini G, Mancini F, Rossi E, Landucci S, d'Onofrio G. Inteligência artificial e o filme de sangue: Desempenho do analisador de morfologia digital MC-80 em amostras com tipos de células neoplásicas e reactivas. Int J Lab Hematol. 2023;45(6):881-9.

55. Merino A, Laguna J, Rodríguez-García M, Julian J, Casanova A, Molina A. Desempenho do novo analisador digital automatizado de morfologia celular MC-80 na deteção de células sanguíneas normais e anormais: comparação com o CellaVision DM9600. Int J Lab Hematol. 2024;46(1):72-82.

56. Bachar N, Benbassat D, Brailovsky D, Eshel Y, Glück D, Levner D, et al. Uma plataforma de diagnóstico assistida por inteligência artificial para hematologia rápida perto do paciente. Am J Hematol. 2021;96(10):1264-74.

57. Bransky A, Larsson A, Aardal E, Ben-Yosef Y, Christenson RH. Uma nova abordagem para testes de hematologia no local de atendimento. J Appl Lab Med. 2021;6(2):532-42.

58. Dale DC, Kelley ML, Navarro-De La Vega M, Parthasarathy D, Bodapati D, Virey L, et al. A novel device suitable for home monitoring of white blood cell and neutrophil counts. Blood. 2018;132(1):1-4.

59. Administração de Alimentos e Medicamentos dos EUA. K181288. U.S.A.: FDA; 2018.

60. Zhang Q, Zhong K, Zhang X, Hua C, Kong T, Li J, et al. Sistema Morphogo baseado em inteligência artificial: Identificação da morfologia das células nucleadas da medula óssea com elevada precisão [Preprint]. Res Square. 2022. DOI: https://doi.org/10.21203/rs.3.rs-1598923/v1

61. Mallesh N, Zhao M, Meintker L, Höllein A, Elsner F, Lüling H, et al. Transferência de conhecimento para melhorar o desempenho de

modelos de aprendizagem profunda para classificação automatizada de neoplasias de células B. Patterns. 2021;2(10):1-11.

62. Luo S, Shi Y, Chin LK, Hutchinson PE, Zhang Y, Chierchia G, et al. Citometria de fluxo de imagem inteligente assistida por aprendizado de máquina: uma revisão. Adv Intell Syst. 2021;3(11):1-21.

63. Zhao M, Mallesh N, Höllein A, Schabath R, Haferlach C, Haferlach T, et al. Classificação em nível de hematologista de neoplasia madura de células B usando aprendizado profundo em dados de citometria de fluxo multiparâmetro. Citometria A. 2020;97(10):1073-80.

64. Ko BS, Wang YF, Li JL, Li CC, Weng PF, Hsu SC, et al. Algoritmo de aprendizagem automática validado clinicamente para a deteção de doenças residuais com análise de citometria de fluxo multicolor em leucemia mieloide aguda e síndrome mielodisplásica. EBioMedicine. 2018;37:91-100.

65. Ng DP, Simonson PD, Tarnok A, Lucas F, Kern W, Rolf N, et al. Recommendations for using artificial intelligence in clinical flow cytometry. Cytometry B Clin Cytom [In Press]. doi: 10.1002/cyto.b.22166.

66. Radakovich N, Nagy M, Nazha A. Aprendizagem automática em doenças malignas hematológicas. Lancet Haematol. 2020;7(7):541-50.

67. Saleh HM, Saad NH, Isa NA. Segmentação de cromossomos sobrepostos usando U-Net: redes convolucionais com aumento do tempo de teste. Procedia Comput Sci. 2019;159:524-33.

68. Deulofeu M, Kolářová L, Salvadó V, María Peña-Méndez E, Almáši M, Štork M, et al. Discriminação rápida de pacientes com mieloma múltiplo por redes neurais artificiais acopladas à espetrometria de massa do plasma sanguíneo periférico. Sci Rep. 2019;9(1):1-7.

69. Acosta J, Ssozi D, Van Galen P. Sequenciamento de RNA de célula única para desvendar o sistema sanguíneo. Arterioscler Thromb Vasc Biol. 2021;41(3):1012-8.

70. Lee SI, Celik S, Logsdon BA, Lundberg SM, Martins TJ, Oehler VG, et al. Uma abordagem de aprendizagem automática para integrar grandes volumes de dados para a medicina de precisão na leucemia mieloide aguda. Nat Commun. 2018;9(1):1-13.

71. Akter F, Hossin MA, Daiyan GM, Hossain MM. Classificação de dados hematológicos utilizando a técnica de extração de dados para prever doenças. J Comput Commun. 2018;6(4):76-83.

72. Matek C, Schwarz S, Spiekermann K, Marr C. Reconhecimento a nível humano de células blásticas na leucemia mieloide aguda com redes neurais convolucionais. Nat Mach Intell. 2019;1(11):538-44.

73. Boldú L, Merino A, Alférez S, Molina A, Acevedo A, Rodellar J. Reconhecimento automático de diferentes tipos de leucemia aguda no sangue periférico por análise de imagem. J Clin Pathol. 2019;72(11):755-61.

74. Matek C, Krappe S, Münzenmayer C, Haferlach T, Marr C. Highly accurate differentiation of bone marrow cell morphologies using deep neural networks on a large image data set. Blood. 2021;138(20):1917-27.

75. Achi HE, Belousova T, Chen L, Wahed A, Wang I, Hu Z, et al. Diagnóstico automatizado de linfoma com imagens de patologia digital usando aprendizado profundo. Ann Clin Lab Sci. 2019;49(2):153-60.

76. Sahlol AT, Kollmannsberger P, Ewees AA. Classificação eficiente de leucemia de glóbulos brancos com otimização de enxame aprimorada de recursos profundos. Sci Rep. 2020;10:1-11.

77. Mohlman JS, Leventhal SD, Hansen T, Kohan J, Pascucci V, Salama ME. Melhorar a inteligência humana aumentada para distinguir o linfoma de burkitt dos casos de linfoma difuso de grandes células B. Am J Clin Pathol. 2020;153(6):743-59.

78. Syrykh C, Abreu A, Amara N, Siegfried A, Maisongrosse V, Frenois FX, et al. Diagnóstico preciso de linfoma em imagens histopatológicas de lâmina inteira usando aprendizado profundo. NPJ Digit Med. 2020;3:1-8.

79. Gunčar G, Kukar M, Notar M, Brvar M, Černelč P, Notar M, et al. Uma aplicação de aprendizado de máquina ao diagnóstico hematológico. Sci Rep. 2018;8(1):1-12.

80. Im H, Pathania D, McFarland PJ, Sohani AR, Degani I, Allen M, et al. Conceção e validação clínica de um dispositivo de ponto de atendimento para o diagnóstico de linfoma por meio de microholografia com contraste e aprendizado de máquina. Nat Biomed Eng. 2018;2(9):666-74.

81. Moraes LO, Pedreira CE, Barrena S, Lopez A, Orfao A. Uma abordagem de árvore de decisão para o diagnóstico diferencial de leucemias linfóides crónicas e linfomas periféricos de células B. Comput Methods Programs Biomed. 2019;178:85-90.

82. Radakovich N, Meggendorfer M, Malcovati L, Hilton CB, Sekeres MA, Shreve J, et al. A geno-clinical decision model for the diagnosis of myelodysplastic syndromes. Blood Adv. 2021;5(21):4361-9.

83. Malcovati L, Stevenson K, Papaemmanuil E, Neuberg D, Bejar R, Boultwood J, et al. SF3B1-mutant MDS as a distinct disease subtype: Uma proposta do grupo de trabalho internacional para o prognóstico da SMD. Blood. 2020;136(2):157-70.

84. Chandradevan R, Aljudi AA, Drumheller BR, Kunananthaseelan N, Amgad M, Gutman DA, et al. Deteção e classificação baseadas em máquinas para contagens diferenciais de aspirado de medula óssea: desenvolvimento inicial centrado em células não neoplásicas. Lab Invest. 2020;100(1):98-109.

85. Alaggio R, Amador C, Anagnostopoulos I, Attygalle AD, Araujo IB, Berti E, et al. A 5ª edição da classificação da organização mundial de saúde dos tumores hematolinfóides: neoplasias linfóides. Leucemia. 2022;36(7):1720-48.

86. Walter W, Pohlkamp C, Meggendorfer M, Nadarajah N, Kern W, Haferlach C, et al. Inteligência artificial em diagnósticos hematológicos: mudança de jogo ou gadget? Blood Rev. 2023;58:1-11.

87. Chulián S, Martínez-Rubio Á, Pérez-García VM, Rosa M, Blázquez Goñi C, Rodríguez Gutiérrez JF, et al. High-dimensional analysis of single-cell flow cytometry data predicts relapse in childhood acute lymphoblastic leukaemia. Cancers. 2020;13(1):1-20.

88. Shouval R, Labopin M, Bondi O, Mishan-Shamay H, Shimoni A, Ciceri F, et al. Previsão da mortalidade do transplante alogénico de células estaminais hematopoiéticas 100 dias após o transplante utilizando um algoritmo de aprendizagem automática: um estudo de extração de dados retrospetivo do grupo de trabalho do grupo europeu para o transplante de sangue e medula óssea de leucemia aguda. J Clin Oncol. 2015;33(28):3144-51.

89. Ryan L, Mataraso S, Siefkas A, Pellegrini E, Barnes G, Green-Saxena A, et al. Uma abordagem de aprendizagem automática para prever a trombose venosa profunda em doentes hospitalizados. Clin Appl Thromb. 2021;27:1-7.

90. Guglielmelli P, Lasho TL, Rotunno G, Mudireddy M, Mannarelli C, Nicolosi M, et al. MIPSS70: Sistema de pontuação prognóstica internacional aprimorado por mutação para pacientes em idade de transplante com mielofibrose primária. J Clin Oncol. 2018;36(4):310-8.

91. Pontuação MIPSS70. Escore MIPSS70-plus versão 2.0 [Online]. 2018 [Acedido em 17/04/2024]. Disponível em: http://www.mipss70score.it/

92. Gresele P. Artificial intelligence and machine learning in hemostasis and thrombosis (Inteligência artificial e aprendizagem automática em hemostase e trombose). Bleeding Thromb Vasc Biol. 2023;2(4):1-6.

93. Nafee T, Gibson CM, Travis R, Yee MK, Kerneis M, Chi G, et al. Aprendizagem de máquinas para prever trombose venosa em pacientes médicos agudamente doentes. Res Pract Thromb Haemost. 2020;4(2):230-7.

94. Cohen AT, Harrington R, Goldhaber SZ, Hull R, Gibson CM, Hernandez AF, et al. O desenho e a razão de ser do estudo de prevenção de tromboembolismo venoso agudo medicamente doente com betrixabano de duração prolongada (APEX). Am Heart J. 2014;167(3):335-41.

95. Wang HX, Han B, Zhao YY, Kou L, Guo LL, Sun TW, et al. D-dímero sérico como um potencial novo biomarcador para o prognóstico em pacientes com púrpura trombocitopénica trombótica. Medicine. 2020;99(13):1-7.

96. Rashidi HH, Bowers KA, Reyes Gil M. Machine learning in the coagulation and hemostasis arena: An overview and evaluation of methods, review of literature, and future diretions. J Thromb Haemost. 2023;21(4):728-43.

97. Rawat J, Virmani J, Singh A, Bhadauria HS, Kumar I, Devgan JS. Classificação FAB de leucemia aguda utilizando um conjunto de redes neurais. Evol Intell. 2022;15(1):99-117.

98. Shafique S, Tehsin S. Deteção de leucemia linfoblástica aguda e classificação de seus subtipos usando redes neurais convolucionais profundas pré-treinadas. Technol Cancer Res Treat. 2018;17:1-7.

99. Rehman A, Abbas N, Saba T, Rahman SI, Mehmood Z, Kolivand H. Classificação da leucemia linfoblástica aguda utilizando a aprendizagem profunda. Microsc Res Tech. 2018;81(11):1310-7.

100. Herishanu S. Sistema de apoio à decisão clínica baseado em IA para o tratamento da leucemia linfocítica crónica/linfoma linfocítico pequeno (CLL/SLL) e previsão da eficácia do tratamento. Blood. 2022;140(1):12393-4.

101. Rashidi HH, Tran N, Albahra S, Dang LT. Aprendizagem automática em cuidados de saúde e medicina laboratorial: visão geral da aprendizagem supervisionada e Auto-ML. Int J Lab Hematol. 2021;43(1):15-22.

102. Kim G, Jo Y, Cho H, Min HS, Park Y. Triagem baseada em aprendizado de distúrbios hematológicos usando imagens de fase quantitativa de glóbulos vermelhos individuais. Biosens Bioelectron. 2019;123:69-76.

103. Jonsson A. Aprendizagem por reforço profundo em medicina. Kidney Dis. 2018;5(1):18-22.

104. Alizadeh AA, Eisen MB, Davis RE, Ma C, Lossos IS, Rosenwald A, et al. Distinct types of diffuse large B-cell lymphoma identified by gene expression profiling. Nature. 2000;403:503-11.

105. Prelaj A, Miskovic V, Zanitti M, Trovo F, Genova C, Viscardi G, et al. Inteligência artificial para a descoberta de biomarcadores preditivos em

imuno-oncologia: uma revisão sistemática. Ann Oncol. 2024;35(1):29-65.

106. Gutton J, Lin F, Billuart O, Lajonchère JP, Crubilié C, Sauvage C, et al. L'intelligence artificielle au service des départements d'information médicale : Construction et évaluation d'un outil d'aide à la décision pour cibler et prioriser les séjours à contrôler et fiabiliser les recettes hospitalières générées par la tarification à l'activité. Rev Epidemiol Sante Publique. 2022;70(1):1-8.

107. Doctoroff L, Herzig SJ. Predicting patients at risk for prolonged hospital stays. Med Care. 2020;58(9):778-84.

108. Instituto Hub. O futuro dos cuidados de saúde com IA para a gestão de doentes [Online]. 2024 [Acedido em 21/05/2024]. Disponível em: https://www.hubinstitute.com/articles/le-futur-de-la-sante-lia-au-service-de-la-gestion-des-patients

109. Mao AX, Thakkar I. Lost in translation: the vital role of medical translation in global medical communication. Am Med Writ Assoc J. 2023;38(3):4-7.

110. Allegra A, Tonacci A, Sciaccotta R, Genovese S, Musolino C, Pioggia G, et al. Aplicações de aprendizagem automática e aprendizagem profunda no diagnóstico, prognóstico e seleção do tratamento do mieloma múltiplo. Cancros. 2022;14(3):1-16.

111. Shreve JT, Khanani SA, Haddad TC. Artificial Intelligence in Oncology: Current Capabilities, Future Opportunities, and Ethical Considerations (Inteligência Artificial em Oncologia: Capacidades Actuais, Oportunidades Futuras e Considerações Éticas). Livro Am Soc Clin Oncol Educ. 2022 Abr;42:1-10.

112. Allam M, Cai S, Coskun AF. Bioimagem multiplex de perfis espaciais de célula única para diagnósticos e terapêuticas de precisão do cancro. NPJ Precis Oncol. 2020;4:1-14.

113. Lozada JR, Ali A, Day A, Myers JA, Boytim E, Bergom H, et al. A pan-cancer single-cell transcriptomic atlas of natural killer (NK) cells reveals intrinsic and extrinsic mediators of NK cell anti-tumor functions. Blood. 2023;142:2547.

114. Nazha A, Sekeres MA, Bejar R, Rauh MJ, Othus M, Komrokji RS, et al. Biomarcadores genómicos para prever a resistência a agentes hipometilantes em doentes com síndromes mielodisplásicas utilizando inteligência artificial. JCO Precis Oncol. 2019;3:1-11.

115. Boldú L, Merino A, Acevedo A, Molina A, Rodellar J. Um modelo de aprendizagem profunda (ALNet) para o diagnóstico da linhagem de leucemia aguda utilizando imagens de células sanguíneas periféricas. Programas de Métodos Computacionais Biomédicos. 2021;202:1-13.

116. Lipes A, Milena A. Sistema de aprendizagem profunda para a classificação automática de células normais e displásicas do sangue periférico como ferramenta de apoio ao diagnóstico [Tese]. Barcelona: Faculdade de Medicina e Ciências da Saúde; 2021.

117. Ingber DE. Está na altura de o revisor 3 solicitar experiências com chips de órgãos humanos em vez de estudos de validação em animais? Adv Sci. 2020;7(22):1-15.

118. Arizkane K, Geistlich K, Moindrot L, Risson E, Jeanpierre S, Barral L, et al. Um modelo 3D de medula óssea humana para investigar a dinâmica e as interações entre células residentes em contextos fisiológicos ou tumorais. J Vis Exp. 2022;190:1-14.

119. Hermange G, Cournède PH, Plo I. Modelação matemática da hematopoiese e das hemopatias: desenvolvimento, dinâmica e tratamento. Hématologie. 2022;28(4):183-200.

120. Matteini F, Mulaw MA, Florian MC. Envelhecimento do nicho das células estaminais hematopoiéticas: novas ferramentas para responder a uma velha questão. Front Immunol. 2021;12:1-21.

121. Yang F, Poostchi M, Yu H, Zhou Z, Silamut K, Yu J, et al. Aprendizagem profunda para a deteção de parasitas da malária com base em smartphones em esfregaços de sangue espessos. IEEE J Biomed Health Inform. 2022;24(5):1427-38.

122. Ghermi M, Messedi M, Berrazeg ZI, Djazouli MA, Ghoumari N, Mened N, et al. Desenvolvimento de algoritmos de inteligência artificial para o diagnóstico imuno-hematológico da tuberculose ativa. Rev Mal Respir Atual. 2024;16(1):9.

123. De Saint-Affrique D. Inteligência artificial e medicina: quais são as regras éticas e jurídicas para uma IA responsável? Med Droit. 2022;2022(172):5-7.

124. Qian J, Song T, Zhang Q, Cai G, Cai M. Análise e diagnóstico de amostras hemolíticas pelo analisador bioquímico AU5800 combinado com a tecnologia de IA. Front Comput Intell Sys. 2024;6(3):100-3.

125. Rizzuto V, Mencattini A, Álvarez-González B, Di Giuseppe D, Martinelli E, Beneitez-Pastor D, et al. Combinando microfluídica com algoritmos de aprendizado de máquina para classificação de RBC em anemia hemolítica hereditária rara. Sci Rep. 2021;11(1):1-12.

126. Mallappallil M, Sabu J, Gruessner A, Salifu M. Uma revisão de big data e pesquisa médica. SAGE Open Med. 2020;8:1-10.

127. Moingeon P, Garbay C, Dahan M, Fermont I, Benmakhlouf A, Gouyette A, et al. Inteligência artificial, uma revolução no desenvolvimento de medicamentos. Med Sci. 2024;40(4):369-76.

128. Moingeon P, Kuenemann M, Guedj M. Artificial intelligence-enhanced drug design and development: Toward a computational precision medicine. Drug Discov Today. 2022;27(1):215-22.

129. Miotto R, Wang F, Wang S, Jiang X, Dudley JT. Aprendizagem profunda para cuidados de saúde: revisão, oportunidades e desafios. Brief Bioinform. 2018;19(6):1236-46.

130. Gedefaw L, Liu CF, Ip RK, Tse HF, Yeung MH, Yip SP, et al. Citologia diagnóstica assistida por inteligência artificial e testes genómicos para doenças hematológicas. Cells. 2023;12(13):1-28.

131. Zech JR, Badgeley MA, Liu M, Costa AB, Titano JJ, Oermann EK. Desempenho de generalização variável de um modelo de aprendizagem profunda para detetar pneumonia em radiografias de tórax: um estudo transversal. PLoS Med. 2018;15(11):e1002683.

132. Schmidt C. M. D. Anderson rompe com a IBM watson, levantando questões sobre inteligência artificial em oncologia. J Natl Cancer Inst. 2017;109(5):4-5.

133. Comissão Nacional da Informática e das Liberdades. Como podemos permitir que os humanos mantenham o controlo? Relatório sobre os desafios éticos dos algoritmos e da inteligência artificial. Paris: CNIL; 2017.

134. Organização Mundial de Saúde. A OMS emite o primeiro relatório global sobre Inteligência Artificial (IA) na saúde e seis princípios orientadores para a sua conceção e utilização. Genebra: OMS; 2021.

135. União Europeia. Regulamento (UE) 2021/821 do Parlamento Europeu e do Conselho, de 20 de maio de 2021. Jornal Oficial de 11 de junho de 2021.

136. Gestão baseada em dados e IA nos cuidados de saúde: dar vida ao ecossistema MedTech e HealthTech da "Garantia Humana"! Ann Mines. 2022;3:24-6.

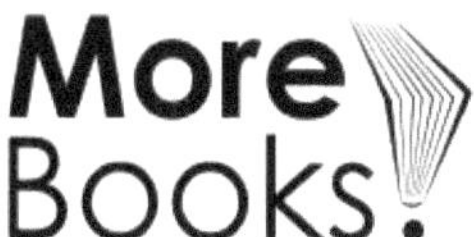

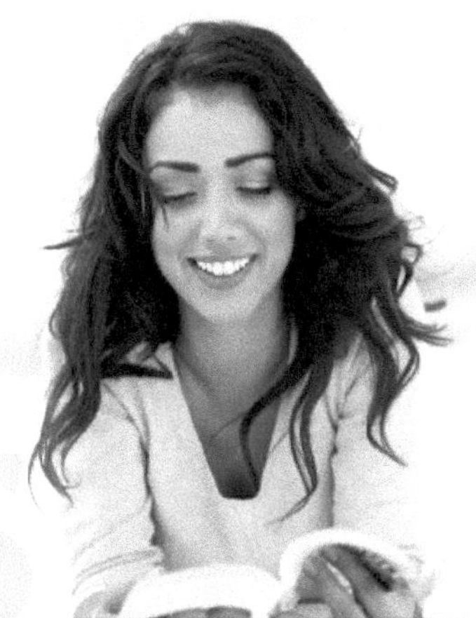

I want morebooks!

Buy your books fast and straightforward online - at one of world's fastest growing online book stores! Environmentally sound due to Print-on-Demand technologies.

Buy your books online at
www.morebooks.shop

Compre os seus livros mais rápido e diretamente na internet, em uma das livrarias on-line com o maior crescimento no mundo! Produção que protege o meio ambiente através das tecnologias de impressão sob demanda.

Compre os seus livros on-line em
www.morebooks.shop

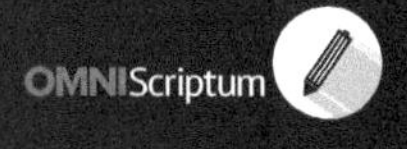

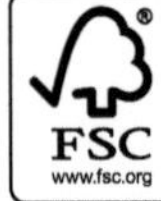

Printed by Books on Demand GmbH, Norderstedt / Germany